社区（老年）教育系列丛书

老年传统医学
保健技术

主　编　孟晓红　吴俊晓

郑州大学出版社

图书在版编目（CIP）数据

老年传统医学保健技术 / 孟晓红，吴俊晓主编. —郑州：郑州大学出版社，2023.6

（社区（老年）教育系列丛书）

ISBN 978-7-5645-9729-0

Ⅰ. ①老… Ⅱ. ①孟… ②吴… Ⅲ. ①老年病学 ②老年保健学 Ⅳ. ①R592 ②R161.7

中国国家版本馆 CIP 数据核字（2023）第 092710 号

老年传统医学保健技术

LAONIAN CHUANTONG YIXUE BAOJIAN JISHU

选题策划	孙保营　宋妍妍	封面设计	王　微
责任编辑	郜　毅	版式设计	陈　青
责任校对	宋妍妍	责任监制	李瑞卿

出版发行	郑州大学出版社	地　　址	郑州市大学路 40 号（450052）
出 版 人	孙保营	网　　址	http://www.zzup.cn
经　　销	全国新华书店	发行电话	0371-66966070
印　　制	河南美图印刷有限公司		
开　　本	787 mm×1 092 mm　1/16		
印　　张	17.25	字　　数	193 千字
版　　次	2023 年 6 月第 1 版	印　　次	2023 年 6 月第 1 次印刷
书　　号	ISBN 978-7-5645-9729-0	定　　价	86.00 元

社区(老年)教育系列丛书
编写委员会

《老年传统医学保健技术》
作者名单

主　编　　孟晓红　吴俊晓

副主编　　郑　佳　彭晓松　李　玲

编　委　　（以姓氏笔画为序）

刘润秋　李　玲　吴俊晓

陈　英　郑　佳　孟晓红

郭晓萱　彭晓松

前　言

···

　　当前,我国老年人多种慢性病共存的现象较普遍。国家卫生健康委员会2021年发布的数据显示,我国近75%的老年人至少患1种慢性病。"老有所养、老有所依、老有所乐、老有所安"是国家对2亿多老年人的庄重承诺。老年人的医疗保健已经成为突出的社会问题。《"健康中国2030"规划纲要》《"十四五"中医药发展规划》等国家层面的政策指出,应进一步丰富中医药健康产品供给,加强中医药文化研究和传播,发展中医药老年健康服务。

　　中医药作为中华民族的智慧结晶,对人类健康有卓越的贡献。中医学重视疾病的预防,提倡"未病先防,已病防变,瘥后防复"的理念,针对老年保健有较深入的阐述,论述了一些有关老年保健的理论和方法,包括艾灸、中药泡洗、刮痧、拔罐、熏蒸等。充分挖掘和发展中医药和其他传统医药,对于人类战胜疾病、保障健康具有重要意义。

本书面向老年人群,为他们提供简单易懂、易于操作的中医学保健技能,指导他们进行自主学习与应用,从而达到为本人及家人维护健康、防病治病的目的。中医护理技术有着简、便、廉、验的特色,针对老年人的学习特点及需求,我们精选了易学、易做、实用的八项技能,分别是刮痧、艾灸、拔罐、穴位敷贴、中药泡洗、中药熏蒸、耳穴贴压、经穴推拿。

刮痧治疗经过漫长的发展和经验积累,渐渐地由粗浅、单一的治疗方法,形成了在中医经络腧穴的指导下,有完整系统的刮痧手法和改良工具的治病保健方式。刮痧疗法发展到现代,已经成为一种适应证非常广泛的自然疗法。中医认为刮痧对于人体来说是一种良性刺激,可以扩张毛细血管,促进汗腺分泌,加快血液循环,有促进代谢、舒筋通络、调整阴阳、活血化瘀、驱邪排毒的功效。

艾灸疗法在春秋战国时代已初具形态,可以说是我国古代劳动人民在长期与疾病斗争的过程中创造的一种疗法。艾灸的材料价廉易得,操作简便,能激发人体正气,令人充满活力,增强抗病能力,从而达到防病保健、延年益寿的功效,在现代养生保健领域也深受欢迎。

拔罐疗法以中医脏腑、经络、气血等理论为基础,在传统的火罐、筒罐的基础上大胆创新,发展出磁疗拔罐、药物拔罐、红外拔罐等。随着社会的不断进步与发展,拔罐疗法也不断进步,更加便于操作,疗效也更加显著。

穴位敷贴是中医常用的临床外治方法之一。它是将各种不同的药物制成鲜药泥剂、药汁剂、药液剂、水膏剂、醋膏剂、酒膏剂、油膏剂等，贴敷于患部或一定的穴位上，通过药力作用于肌表，内传于经络、气血、脏腑及局部病灶，从而治疗疾病的一种方法。穴位敷贴广泛运用于临床各科，如内科、外科、骨科、皮肤科、妇科、儿科等。

中药泡洗、熏蒸、湿热敷因药物直接作用于皮肤，并通过皮肤吸收进入血液，不经胃肠破坏，故比内服药见效快。患者感觉舒适，无任何不良反应，也不会增加肝脏负担，因此被医学界誉为"绿色疗法"，越来越受到患者的青睐。

耳穴贴压是耳穴疗法中最常见的一种方法，其治病范围较广，操作方便，效果良好，具有刺激效应稳定、持久、无创伤、灵活等特点。

经穴推拿是以按法、点法、推法等手法作用于经络腧穴，起到推动经气运行、调节脏腑功能的推拿医疗技术。具有促进气血循环、疏通经络、预防心脑血管疾病、促进人体排毒等作用。

艾草制品、刮痧板、拔罐、浴桶等价廉易得，有些亦是居家常备之物品。艾灸、拔罐、刮痧、经穴推拿等需要配合经络穴位，为此我们编制了经络穴位图，方便老年朋友按图索骥。本书编写语言简洁明了、通俗易懂，具体操作方法均有配图和视频，老年朋友一看就懂，一学就会。每种疗法都附有老年人常见疾病的具体施治方法，老年朋友可以根据自身具体情况选择。考虑到中国特色国情，本书还介绍了儿童常见疾病艾灸方法,供老年朋友参考。

　　本书不仅局限于技能操作,也为老年人介绍相关的中医药知识,使老年人不仅学会保健技能,还提高了中医素养,丰富老年生活。

孟晓红

2023 年 3 月

目 录

第一章
刮痧技术

刮痧的作用功效

第一节　刮痧的基本知识

情景再现

　　电影《刮痧》讲述了这样一个故事，生活在美国的一个华人家庭，由于孩子发热、腹泻，家里的老人就用刮痧的方法给孩子治病，结果因为刮痧在孩子身上留下的痕迹被人发现，成了家长虐待儿童的证据，老人被告上法庭；而主人公无法以西医理论解释中医学以及相关的治疗方法，所以虐待罪名成立，被剥夺了孩子的监护权。当事人的好朋友为了帮助主人公，在唐人街一家中医馆体验了刮痧的神奇功效，并以此说服法庭破例取消了禁止令，使得主人公一家终于团聚。从电影里我们可以看出几点：①刮痧有治疗疾病的神奇功效；②刮痧会使皮肤表面出现局部淤紫；③刮痧不同于西医，它在中国有着几千年的悠久历史，是中国特有的一种治疗手段。

一、刮痧的前世今生

刮痧的起源可以追溯到旧石器时代。当人们身体不适的时候,出于本能用手或者石片抚摸捶击身体表面的某些部位,有时候真的可以使症状得到缓解。人们通过长期的实践和积累,逐步掌握了砭石治病的方法,这是刮痧的雏形。在历史的长河中,刮痧治疗经过漫长的发展和经验积累,渐渐由粗浅、单一的治疗方法,形成在中医经络腧穴的指导下,有完整系统的刮痧手法和改良工具的治病保健方式。刮痧又称为"刮治",在中医经典著作《黄帝内经》中,已有大量的医学理论和针刺理论,为刮痧疗法奠定了理论基础。元代医家危亦林在 1337 年所撰《世医得效方》中对刮痧疗法有了最初的记载。到了明代,"沙"字在医书里都作"痧"字。至清朝,郭志邃撰写了第一部刮痧专著《痧胀玉衡》,对痧的病源、流行、表现、分类,以及刮痧方法、工具等都做出了比较详细的论述。此后,又一部关于刮痧的专著——陆乐山的《养生镜》——问世。这两本书为刮痧成为一门专科技术奠定了基石。清代关于痧病的专著日渐增多,从此这种疗法始命名为"刮痧法"。

刮痧疗法发展到现代,已经成为一种适应证非常广泛的自然疗法。中医认为刮痧对于人体来说是一种良性刺激,可以扩张毛细血管,促进汗腺分泌,加快血液循环,有促进代谢、舒筋通络、调整阴阳、活血化瘀、驱邪排毒的功效。从人体保健上讲,刮痧具有

"简""便""廉""验"的优点。经常刮痧,可起到调畅气血、消除疲劳、改善微循环、提高免疫功能的作用。随着互联网的高度发展,刮痧也走出了国门,其在养生和美容方面的神奇功效让很多外国人士对这种"神秘的东方力量"赞不绝口,甚至有人远赴中国学习刮痧技术。这种非药物外治法的刮痧疗法,源于古代,盛于明清,如今正以崭新的面貌为广大民众的身体健康保驾护航。

二、认识刮痧

(一) 痧和痧象

痧是中医特有的术语。中医认为,痧是离经之血。什么是离经之血?经脉是运行气血的通道,当血不在经脉中循环了就是离经之血。通俗讲就是失去了气的、没有生命力的废用之血,已经丧失了生理功能的血液就不再参与经脉的循环。如果说人体的经络好比河道,气血好比河流,那么离经之血就是河道里的一摊死水,腐烂发臭,影响身体健康。所以,中医认为痧是一种"毒",是经络气血中的"瘀秽",它的存在会阻碍气血的运行、营养物质和代谢物质的交换,引发相关组织的病变,因此中医上有"百病皆可发痧"之说。

从感官上讲,通过特质的刮痧工具和相应的手法,蘸取一定的介质,在体表反复地刮动、摩擦,使皮肤局部出现红色粟粒状、暗红色出血点或斑块,就是我们常说的"痧",也可以称之为"痧象"或者"痧痕"(图1-1)。在刮痧板的刺激下,毛细血管扩张、渗透性增强乃至破裂,那些含有内毒素的离经之血就会从破裂的毛细血管渗出,在皮肤局部呈现出粟粒状红点,以手指触摸皮肤,稍有阻碍的疹点、斑块等,我们也常将此状态称为"出痧"。一般而言,"痧"所呈现的这种皮肤颜色、形态的变化,对疾病的诊断、治疗、病程、预后判断有一定的临床指导意义。如果想让刮痧起到治疗作用就必须出痧,这也是衡量治疗效果的标准。"痧"的颜色的深浅,通常是病症轻重的反映。如果病情较重,"痧"就出得多,颜色也深;如果病情较轻,"痧"出得少些,颜色也较浅。皮肤的这些痧象变化可在持续1天至数天后消退。根据痧象,可以对身体状况进行自我诊断(表1-1)。

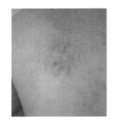 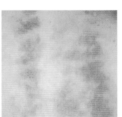 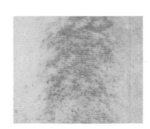 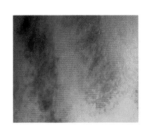

A.散在痧点　　　B.轻度痧象　　　C.中度痧象　　　D.重度痧象

图1-1　痧象

表1-1　痧象的自我诊断

痧的分类	痧象颜色和状态	提示身体状况	病情发展的程度
散在痧点	粒痧呈小红点,光泽度好	身体比较健康	微循环障碍,不需要治疗,可以自身调节恢复到健康状态
轻度痧象	浅红色或红色的痧斑,直径一般在1~2厘米,无明显隆起	身体阳虚火旺	身体处于亚健康状态,如果不及时排出体内毒素,容易引起疾病

续表 1-1

痧的分类	痧象颜色和状态	提示身体状况	病情发展的程度
中度痧象	紫色或紫红色痧斑,直径约 2 厘米,无明显隆起或者稍微有隆起	身体正气不足,寒湿较重	有中度微循环障碍,时间较长,是亚健康或者疾病状态
重度痧象	痧瘀直径大于 2 厘米的青紫色、青黑色的痧斑,呈包块或青筋样,明显高于皮肤表面	体内有寒毒	有重度的微循环障碍,经脉血瘀严重,时间较长,身体状况较差,多有明显的疾病或者相关症状出现
	黑色(黑痧)	多出现在四肢末端	经脉严重瘀滞,身体存在严重的疾病,侵犯关节滑囊

(二)刮痧的作用功效

刮痧不但可以缓解各种症状,更重要的是疏通经络,调节气血阴阳,清除血液里的毒素,从而提高人体的免疫功能。

1. 行气活血,促进新陈代谢

在刮痧的过程中,皮肤充血,毛细血管扩张,血液及淋巴循环加快,皮肤的渗透作用大幅提高,能及时让身体中代谢的"垃圾"排出,从而使血液得到净化,全身抵抗力得到增强。

2. 活血化瘀,舒筋通络,恢复筋骨、关节的功能

当人体韧带、骨骼或者肌肉受到伤害时,局部会出现淤青、疼痛、僵硬、行动受限的现象,这就是经络不通造成的。如果症状明

显,又没有进行及时的治疗,就会发生粘连、纤维化,加重病情的发展。刮痧可以改善局部的血液循环,舒筋通络,解除肌紧张,在缓解身体疼病症状的同时,促进患者恢复。

3.调整阴阳,调理慢性病,促进身体健康

中医理论以阴阳为基本核心,当人体健康时,阴阳是平衡的。当阴阳平衡遭到破坏时,人体就会出现"阴盛则寒"或者"阳盛则热"的症状。根据患者的证候属性,适当刮痧对患者的身体会有很好的双向调节作用,可以令脏腑阴阳得到平衡,使患者慢慢恢复健康。

4.排出毒素,养颜保健

刮痧作用于皮肤表面,使局部组织高度充血,血管、神经受到刺激后血管扩张,血液及淋巴循环流动增快,吞噬作用和清除力量加强,血液得到净化,皮肤组织营养增强,从而促进组织细胞生长,使皮肤变得红润细腻,从而达到排出体内毒素,养颜保健的效果。

三、刮痧的器具

常用的刮痧器具包括刮痧板、刮痧油、毛巾。

(一) 刮痧板

刮痧板形状多为长方形,边缘光滑,四角圆润,使用时不易伤害人体皮肤。它的两长边,一边稍薄,一边稍厚,刮痧时可以根据人体部位和持板手法交替使用。薄的一边一般用于人体平坦部位,厚的一边常用于肌肉丰厚的部位。有的刮痧板厚的一边有凹陷,更适合按摩保健。刮痧板的四角边可用于人体的小部位或凹陷部位。刮痧板有以下常见种类(图1-2)。

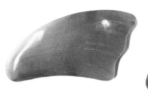 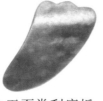 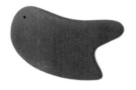 

A.牛角类刮痧板　　B.玉石类刮痧板　　C.砭石类刮痧板　　D.多功能刮痧板梳

图1-2　刮痧板

1. 牛角类

(1)特点与功效:牛角类刮痧板首选水牛角,因为水牛角本身就是一种中药材,具有清热凉血、发散行气、活血消肿、解毒消斑的功效,且质地坚韧、光滑耐用、原料丰富、加工简便、价格低廉。

(2)注意事项:忌在热水中长时间浸泡、火烤或电烤;刮痧后立即把刮痧板擦干,涂上橄榄油,并存放于刮痧板套内。

2. 玉石类

(1)特点与功效:玉石具有润肤生肌、镇静安神、滋养五脏六腑等作用。其质地温润光滑,便于持握,因其触感舒适,最适宜面部刮痧,价格较高。

(2)注意事项:用后要及时清洗,避免碰撞,避免与化学试剂接触。

3. 砭石类

(1)特点与功效:砭石采用的材质是泗滨浮石,这种石材含有多种微量元素,红外辐射频带极宽,可以疏通经络、清热排毒、软坚散结,并能使人体局部皮肤增温。用于刮痧的砭石刮痧板边厚小于3毫米,价格昂贵。

(2)注意事项:因砭石可能含有有害物质,购买时须认真辨别真伪,购买经国家权威部门检测不含有害物质的砭石。

4. 其他种类

刮痧工具的材质并不固定,许多日常用具均可以作为刮痧工具使用,如瓷汤勺的侧边、茶杯或碗的边缘、打磨光滑的木板或竹板、蚌壳等。现在还有形状、大小统一的特制全息经络刮痧板、美容刮痧玉板、多功能刮痧板梳等,可以广泛满足患者的刮痧需求。

(二) 刮痧油

1. 液体类

(1)特点与功效:凉开水、淡盐水、植物油(香油、茶籽油、橄榄油)、药油(薄荷油、活络油、清凉油、风湿油)等,不仅可防止刮痧板划伤皮肤,还可起到滋润皮肤、活血化瘀、宣通气血、消炎镇痛的作用。

(2)注意事项:刮痧油要避火使用和保存,防止过期变质;皮肤过敏者禁用,有外伤、溃疡、瘢痕、恶性肿瘤者局部禁用。

2. 乳膏类

(1)特点与功效:质地细腻的膏状物质,如凡士林、润肤霜、扶他林乳膏等,其药性平和,有滋润皮肤、活血化瘀、消炎镇痛的作用。膏状刮痧油不易流动,更适宜面部的刮痧操作。

（2）注意事项：避光，阴凉干燥处保存，防止过期变质。宜根据病情需要，选择适当的刮痧介质，如扶他林乳膏有镇痛、抗炎作用，用于风湿性关节炎疗效较好。忌用红花油作润滑剂，因为红花油含有辣椒素，对皮肤有较强的刺激性，反复擦拭会使皮肤变得粗糙，引起皮肤过敏或生出黑斑。

（三）干净的毛巾或纸巾

刮痧过程中，刮痧油会流动，而且刮痧后要及时穿衣服或者覆盖身体，因此要准备一条柔软干净的毛巾或一些纸巾，及时清理刮痧油。

四、刮痧手法

刮痧手法可分为补法、泻法和平补平泻法三种（表1-2）。根据人体的不同病症、体质，不同的穴位，以及操作力量的轻重、速度的急缓、时间的长短、刮拭的方向等诸多因素的不同，产生的作用不同。

1. 补法

补法是指能够鼓舞人体的正气，使人体低下的功能恢复旺盛的方法，刮拭要顺着经脉运行的方向（即向心方向）操作。刮拭按压力度（刮拭力量）小（轻），刮拭速度慢，刺激时间较长。常用于年老、体弱、久病、重病、体形消瘦的虚证及对疼痛敏感的患者。

2. 泻法

泻法是指能够疏泄病邪，使亢进的功能恢复正常的方法。刮拭要逆着经脉运行的方向(即离心方向),按压力度大(重),刮拭速度快,刺激时间短。常用于年轻体壮、新病实证、急病患者。

3.平补平泻法

平补平泻法介于补法和泻法之间,是在实际操作中使用最多的手法。它又分为三种:按压力度小(轻),刮拭速度较快;按压力度大(重),刮拭速度较慢;按压力度中等,刮拭速度适中。适用于虚实不明显、虚实兼见证的治疗和日常保健。

表1-2 三种刮痧手法

手法	刮拭力量	刮拭速度	时间长短	经脉方向	适宜人群
补法	轻	慢	长	顺经脉运行方向	年老、体弱、久病、重病、体形消瘦的虚证及对疼痛敏感的患者
泻法	重	快	短	逆经脉运行方向	年轻体壮、新病实证、急病患者
平补平泻法(介于补法和泻法之间)	小	较快	适中	补法和泻法的方向相结合	虚实不明显、虚实兼见证的治疗和日常保健
	大	较慢			
	中等	适中			

第二节 刮痧技术操作方法

一、做好准备

1. 解释说明

对于初诊患者,要先向患者介绍刮痧的一般常识和可能出现的身体反应,消除患者的顾虑和紧张情绪,让患者精神放松,松弛皮肤,以便积极配合刮痧操作。

2. 环境准备

一般以清净、光亮、空气流通、冷暖适宜的室内环境为佳。夏季要注意降温(如配备风扇、空调等),冬季要有相应的保暖措施(如被子、毛毯、暖气等)。

3. 体位选择

根据治疗部位采取合适的体位。一方面要使患者感觉舒适,可以长久时间配合刮痧操作;另一方面刮痧部位尽量暴露于外,以利于操作。常用以下几种体位。

(1)仰卧位:面部朝上平卧,暴露腹部及上肢。该体位适用于胸腹部、前头部、面部、头顶部、四肢前侧的取穴。

(2)俯卧位:面部朝下平卧,暴露后背及下肢后侧。该体位适用于后头部、颈、肩、背、腰、四肢后侧的取穴。

（3）侧卧位：患者脸侧向一边，整个身体侧身平卧。有利于刮拭患者前胸肋骨间隙、后背肋骨间隙等部位的穴位。

（4）站立位：自然站立，目视前方，脊背挺直，双脚并拢，双手可扶住椅背保持平衡。适用于刮拭背部、后腰等部位的穴位。

（5）仰靠坐位：仰靠在椅背上，头向后仰，暴露下颌缘和锁骨。适用于头前部、面部、颈部和上胸部的取穴。

（6）伏案坐位：双臂放于椅背或桌案上，低头伏趴于手臂上，腹部放软。主要适用于头部、颈部、肩胛部、背部、腰骶部等部位的取穴和操作。

（7）侧伏坐位：坐姿基本同伏案坐位相同，就是把头侧向一侧。主要适用于头侧、面颊、颈侧、耳部的取穴和刮拭。

（8）坐位：坐于椅子上，上身端正，肩膀自然放平。这种体位可用于自己刮拭除腰背部外的其他部位；接受他人刮痧时，该体位可用于刮拭胸部、肋间隙、腹部外侧等部位的穴位。

4. 确定刮痧防治的方案

刮痧有保健和治疗的双重作用。要根据患者的需求确定刮痧方案，包括选穴、刮痧手法和操作手法等。因为刮痧面积宽，取穴不必像针灸一样严格，而是离穴不离经，穴位在其中即可。正确的刮拭角度、按压力度、刮拭速度及刮拭长度可以使刮痧效果事半功倍。

5. 选择刮具和介质

根据施术部位和穴位，选择适合的刮痧板。刮痧板边缘要圆润光滑，无毛刺、无裂痕，以免刮伤皮肤；刮痧油要适合刮痧者的体质,避免因为气味、过敏等引起不适。

6.刮痧前的卫生清洁

施术者在刮痧前,务必进行消毒工作。消毒包括刮具的消毒、施术者双手和患者待刮皮肤部位的清洁。

二、操作方法

(一) 刮痧方法

适合老年人使用的刮痧方法有刮痧法、挟痧法、扯痧法、挤痧法。

1.刮痧法

(1)直接刮痧法(视频1-1):指在准备实施刮痧的部位涂抹刮痧介质后,直接用刮痧工具接触患者的皮肤,在患者特定的体表部位反复进行刮拭,直至皮下出现痧痕。

(2)间接刮痧法(视频1-2):指先在患者将要刮拭的部位放一层薄布,然后用刮痧工具在布上面进行刮拭。此法可以保护皮肤,常多用于儿童、年老体弱者,高热、抽搐及皮肤病患者。

视频 1-1　直接刮痧法　　视频 1-2　间接刮痧法

2.挟痧法(视频1-3)

视频 1-3　挟痧法

挟痧法是指在施术部位涂抹刮痧介质后,施术者五指屈曲,用自己的食指、中指的第二指节把施术部位皮肤挟起,快速向外提起再松开,就这样一挟一放,反复进行,可听到"叭叭"的声响,连续操作6~7遍,直至被挟的部位出现痧点为止。

3.扯痧法(视频1-4)

视频1-4　扯痧法

扯痧法是指在施术的部位涂抹刮痧介质后,施术者用拇指和食指或者用拇指、食指、中指提扯患者的皮肤,反复进行,直至表浅的皮肤部位出现痧点为止。

4.挤痧法(视频1-5)

视频1-5　挤痧法

挤痧法是指在施术部位涂抹刮痧介质后,施术者用拇指和食指在施术部位上用力挤压,反复多次,直至挤出数块或一小块的紫红色痧痕为止。

(二) 刮痧持板和运板的方法

1.刮痧持板方法

刮痧时单手握板,刮痧板的长边横靠掌心,拇指和其他四指分别握住刮痧板的两边,刮痧时掌心部位向下按压,使得刮痧板与皮肤表面的夹角呈30°~60°,以45°应用的最多。以肘关节为轴心,前臂有规律地移动,刮拭时用力均匀,由轻渐重,顺一个方向进行,一个部位刮完再换另一处(图1-3)。

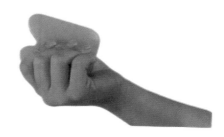

图1-3　刮痧持板方法

2.刮痧运板方式

刮痧板在具体使用时,根据患者需要施术的部位和治疗疾病的需求,会用到不同的运板方式,常用的几种刮痧运板方式如下。

(1)面刮法。面刮法是最常用的刮拭手法。手持刮痧板,将刮痧板的1/2或者整个长边接触皮肤,向刮拭的方向倾斜30°～60°,以45°最普遍。自上而下或者从内到外,均匀地向同一方向直线刮拭。适用于身体平坦部位的经络和穴位(图1-4)。

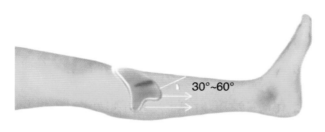

图1-4 面刮法

(2)平刮法。平刮法与面刮法手法相似,只是刮痧板向刮拭方向倾斜角度等于或小于15°。向下的渗透力大,刮拭速度缓慢,多适用于敏感部位,也是诊断刮拭疼痛区域的常用方法(图1-5)。

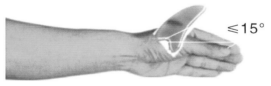

图1-5 平刮法

(3)厉刮法。厉刮法是刮痧板与刮拭部位呈90°。刮痧板始终不离皮肤,并施以一定的压力,在2～3厘米的短距离上做前后或左右的反复摩擦刮拭。常用于头部全息穴区的刮拭(图1-6)。

(4)推刮法。推刮法操作手法与面刮法大致相似,刮拭板长边接触皮肤,刮痧板向刮拭方向倾斜角度小于45°,按压力度要大于平刮法,速度慢于平刮法,由内向外或自上而下,向同一方向缓慢刮拭。常用于面部、脏腑器官体表投影区、腰背肌部位和疼痛区的刮拭(图1-7)。

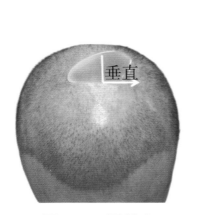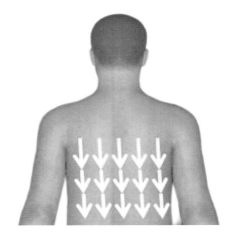

图1-6　厉刮法　　　　　图1-7　推刮法

(5)点按法。点按法是将刮痧板角度与皮肤呈90°,向下逐渐加力按压片刻,再迅速抬起,多次反复。常用于无骨骼的软组织和骨骼缝隙、凹陷部位,如人中、膝眼等穴。

(6)按揉法。按揉法可分为平面按揉法和垂直按揉法两种。

平面按揉法:将刮痧板的角部平面以小于20°的方向按压在相应的穴位上,柔和、缓慢地做旋转运动,刮痧板角部要始终不离开皮肤,按揉压力应渗透至皮下组织或肌肉。常用于手足部的全息穴区、后颈、腰背部疼痛点的刮拭(图1-8)。

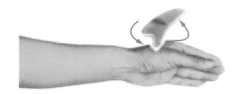

图1-8　平面按揉法

垂直按揉法:将刮痧板的边缘垂直按压在穴位上,刮痧板始终不离开皮肤,做柔和、缓慢的旋转运动。适用于骨缝的穴位和第二掌骨侧全息穴位的刮拭。

(7)角刮法。角刮法是用刮痧板的角部在穴位处自上而下反复进行刮拭,刮板面与皮肤呈 45°。根据所使用的刮痧板不同,角刮法可以分为单角刮法和双角刮法。单角刮法常用于肩贞、膻中、风池等穴位;双角刮法多用于脊柱。

（8）疏理经气法。疏理经气法是按照经络走向,用刮痧板的长边自上而下循经刮拭,用力均匀轻柔、平稳和缓、连绵不断。每一次刮拭的面宜长,比如从肘或膝关节部位一直刮拭到指尖或趾尖。常用于刮痧结束后或者保健刮痧时,对经脉进行整体的调理,可以松弛肌肉,消除疲劳(图1-9)。

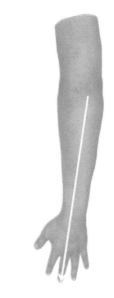

图 1-9 疏理经气法

（三）人体各部位刮痧的顺序及方向

人体的整体刮拭顺序是自上而下的,先刮头部、颈部、背部、腰部或胸部、腹部,然后刮上肢、下肢。刮拭方向都是从上往下刮拭,胸部处由内向外刮拭。每个部位先刮阳经,后刮阴经;先刮人体左侧,再刮人体右侧。

1.头部

头部有头发覆盖,所以刮拭的时候无须涂抹润滑剂。施术者可一手扶着患者的头部,保持患者头部稳定,另一只手进行刮拭,可采用平补平泻的手法,慢慢刮至头皮发热为宜,每个部位大约刮 30 次左右。

（1）头部两侧:从头部太阳穴开始,经头维、悬颅、天冲等穴位至风池穴(图1−10)。

(2)头前部:从头顶正中百汇穴开始,向前至前头发际。经过前顶、通天、上星、五处、头临泣等(图1−11)。

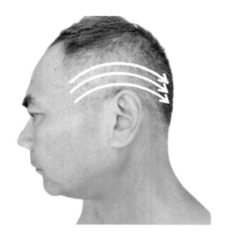 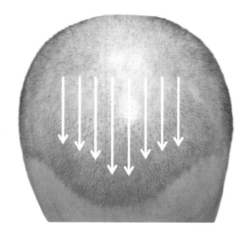

图1−10　头侧部刮痧示意　　　图1−11　头前部刮痧示意

(3)头后部:从头顶百会穴开始,向后至后头发际,经过后顶、脑户、玉枕、哑门等穴位(图1−12)。

(4)全头部:以头顶百会穴为中心,呈放射状向四周刮拭。可经过全头部的穴位和运动区、感觉区、语言区、视区等(图1−13)。

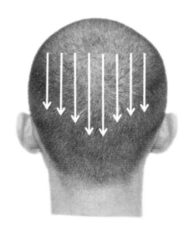 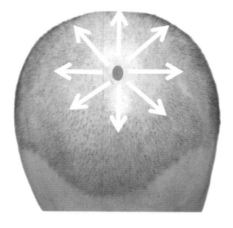

图1−12　头后部刮痧示意　　　图1−13　全头部刮痧示意

2.面部

面部应按照由内向外的肌肉走向进行刮拭。因为面部出痧会影响美观,所以手法要轻柔,以不出痧为宜。如果以治疗为目的,则须经过本人同意,方可刮出痧。面部刮痧分三步,前颞部、两颧部、下颌部。顺序是以脸部正中线为起点,由内向外刮拭,下颌部则以唇下正中为中心,分别由内向外向上刮拭(图1-14)。

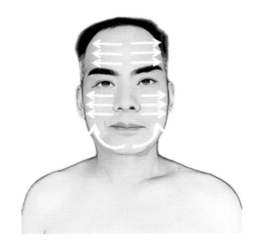

图1-14　面部刮痧示意

3.颈肩部

刮拭颈部正中线时,从哑门穴刮至大椎穴;刮拭颈部两侧到肩部时,从风池穴到肩井穴。因为肩部肌肉丰富,刮肩颈部位时,可以采用长刮法,一次到位,中途不要停顿,以出痧为宜(图1-15)。

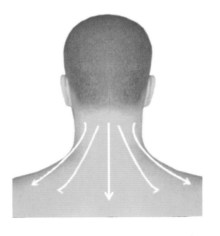

图1-15　颈肩部刮痧示意

4. 背部

背部刮痧一般由上向下刮拭，先刮背部的正中线（从大椎至长强），再刮背部的两侧。两侧刮拭要根据患者的体质、病情选择合适的手法，刮拭力度要均匀，刮拭最好一气呵成，中间不要停顿（图1-16）。

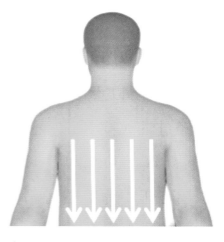

图 1-16　背部刮痧示意

5. 胸部

胸部刮痧先从胸部正中线由上向下刮拭，由天突穴经膻中穴向下刮至鸠尾穴；胸部两侧从胸部正中线由内向外刮拭。胸部刮拭要轻柔，宜用平补平泻手法，禁止刮拭乳头（图1-17）。

6. 腹部

腹部刮痧先刮拭腹部正中线，由上向下；有内脏下垂者，应由下向上刮拭，以免加重病情。空腹时、饱餐后，腹部近期手术者，急腹症、肝硬化、肝腹水患者禁刮；神阙穴（即肚脐处）禁刮（图1-18）。

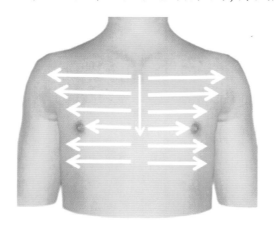

图 1-17　胸部刮痧示意

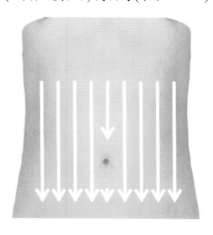

图 1-18　腹部刮痧示意

7.四肢

身体四肢一般采用长刮法,刮拭距离尽量长。原则上都是先刮肢体的内侧再刮外侧,从上向下,先刮左侧肢体再刮右侧肢体。刮拭四肢时,遇到关节部位应该抬板,避免重力强刮;下肢有静脉曲张或水肿的患者,刮拭方向应从下向上(图1-19)。

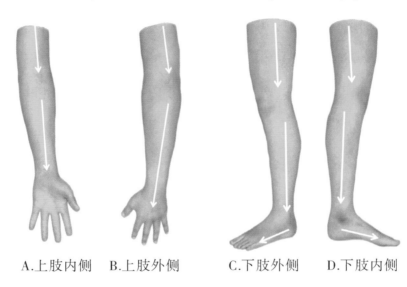

A.上肢内侧　　B.上肢外侧　　　C.下肢外侧　　　D.下肢内侧

图 1-19　四肢刮痧示意

8.膝关节

膝关节的结构比较复杂,可分为膝眼、膝关节前部、膝关节内侧、膝关节外侧、膝关节后部五个部分。刮拭时宜采用刮痧板棱角刮拭,动作要轻柔,避免损伤膝关节。膝关节积水患者,不宜局部刮拭,可选取远端刮拭。膝关节后方刮拭时容易起痧包,所以要轻刮。

三、刮痧时的注意事项

（1）冬季刮痧时要注意室内保暖，夏季刮痧时不可在电风扇及空调冷气直吹下进行，以免风寒入侵而加重病情。

（2）在刮拭部位均匀涂抹刮痧介质，用量宜薄不宜厚。

（3）在刮痧过程中，可以适时变换患者的体位，使患者感到舒适，避免患者因疲劳而中断治疗。

（4）正确手持刮痧板，用力要均匀、适中，由轻到重，并保持一定的按压力，使刮拭的作用可以渗透深层组织，而不是在皮肤表面摩擦。刮拭面尽量拉长，点、线、面三者兼顾，以求达到最佳刮痧功效。

（5）刮拭时要遵循人体各个部位的刮痧顺序，原则上要按由上而下、由内而外的顺序刮拭。多部位刮拭时，应在刮完一处之后，再刮相邻的部位，不可无序乱刮。

（6）刮痧结束时，要用干净的毛巾为患者擦净身上的水渍、油渍等，让患者穿衣后休息片刻。嘱患者刮痧后勿吹风受凉，出汗要及时擦干，一般刮痧3小时后方可沐浴。

（7）刮痧后要及时清洗消毒刮痧用具，坚持一人一用一换，避免交叉感染。

（8）对于婴幼儿、年老体弱者，刮拭手法宜轻柔。

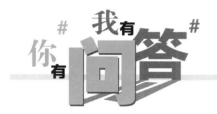

问题 1:哪些人不适合刮痧?

答:有以下情况的患者不宜刮痧。

(1)危重症患者:如严重心脑血管病、全身水肿、极度虚弱或消瘦的患者。

(2)有出血倾向的疾病如过敏性紫癜、白血病、严重贫血、血小板减少症及有严重凝血障碍的患者。

(3)孕妇和经期的女性。

(4)醉酒、空腹、过度疲劳、过度熬夜、餐后过饱者。

(5)有传染性皮肤病的患者。

(6)新发生骨折的部位不宜刮痧,外科手术瘢痕应在拆线至少2个月后方可刮痧,恶性肿瘤患者术后瘢痕处慎刮。

(7)体表有疥疮、破溃、疮痈等的感染性皮肤病患者,糖尿病坏疽及水肿发黑易破难愈的皮肤。

(8)精神病患者、因抽搐等不能主动配合者。

问题 2:刮痧后多久能出痧? 痧痕多久能退去?

答:刮痧后半小时左右,皮肤表面的痧痕开始逐渐融合成片,十几小时后,皮肤表面痧痕颜色加重,皮肤表面有痛感并微微发热,都属于正常现象。痧一般5~7天可以消退,消退的时间与病情的轻重、出痧的部位、痧色的深浅都有关系。痧痕消退后才可再次在局部进行刮痧。

问题 3：刮痧痛吗？疼痛时也要坚持刮完吗？

答：初次刮痧，患者痛感会比较明显。刮拭中施术者要密切观察患者的精神状态，询问患者的感受，一旦出现面色苍白、心慌出汗、头晕眼花甚至晕厥（即晕刮）等异常情况，刮痧要立刻停止。

问题 4：刮痧一般要刮多久，一直刮到出痧吗？

答：刮痧一般以患者的耐受力或者出痧为度，每个部位（经络淤血）刮痧时间 3~5 分钟，每次刮痧 20~25 分钟，不可一味强求出痧。患者的体质、病情、寒热虚实状态、平时的服药情况及室温都是影响出痧的因素。

问题 5：刮痧后能喝水吗？

答：刮痧后宜让患者饮一杯热水，不但可以补充消耗的部分水分，还可以促进新陈代新，加速代谢产物的排出。

第三节　刮痧技术在老年常见病中的应用

一、治疗康复

刮痧疗法适用于一些常见病、慢性病和多发病，多用于治疗夏秋时节的疾病。

（一）慢性支气管炎

【病因病症】慢性支气管炎是气管、支气管黏膜及其周围组织的慢性非特异性炎症，在中医上属于咳嗽或喘证的范畴，主要症状就是咳嗽、咳痰、喘息,急性发作的患者可以出现发热、咳喘等症状。中医治疗慢性支气管炎时,需要根据辨证分型来进行治疗,如外寒内饮型、痰湿蕴肺型等。

在使用中医方法进行治疗时,要注重对病因和症状的鉴别,分清外感的病因。

【选穴】风池、天柱、大椎、大杼、肺俞、中府、膻中、中脘、合谷(图1-20)。

【刮痧方法】

(1)刮拭头颈部的风池、天柱、大椎穴,以出痧为宜。

(2)刮拭背部的大杼、肺俞穴,胸腹部的中府、膻中、中脘穴,以出现痧痕为宜。

(3)刮拭手背部的合谷,以出现痧痕为宜。

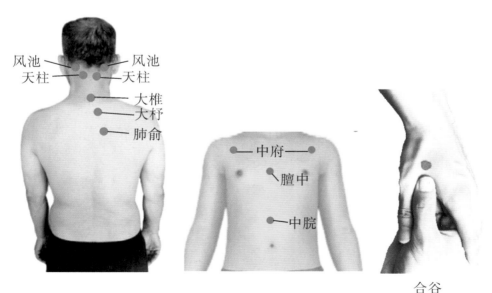

图1-20 慢性支气管炎刮痧穴位

（二）感冒

【病因病症】感冒是人体抵抗力下降时病毒感染上呼吸道（鼻腔至咽喉）所造成的炎症性病变。根据致病病毒的不同，一般分为普通感冒和流行性感冒（后者由流感病毒所致，呈流行性，症状严重、病程长，有时可致间质性肺炎）。感冒症状一般为鼻塞、打喷嚏、流涕、咽干、头痛、乏力、四肢酸痛、恶寒等。重者可有发热、咳嗽、食欲减退等表现。中医又称作"冒风""冒寒""伤风""重伤风""小伤寒"，是指感受风邪或时行病毒，引起肺、胃功能失调，以鼻塞、流涕、打喷嚏、头痛、恶寒、发热、全身不适等为临床表现的一种外感病证。

感冒发病率很高，一年四季均可发生，常见于春季、秋季、冬季。老年人呼吸道防御屏障减弱，容易发生感冒。高龄、体弱或合并心肺疾病者容易并发感冒，且常较严重，因此，应积极预防感冒，一旦发生，应彻底治愈。

中医疗法对感冒有效，特别对发热、鼻塞、咽喉疼痛、头痛症状改善明显。但要注意的是，一定对症施治。

1.普通感冒

【选穴】风池（胆经）、大椎（督脉）、风门（膀胱经）、中脘（任脉）、孔最（肺经）、合谷（大肠经）、足三里（胃经）（图1-21）。

【刮痧方法】首先刮拭督脉，有助于疏通其他的经脉。督脉上的大椎穴为手足三阳经与督脉交会的重要腧穴，有利于疏通全身

的阳经。之后刮胸部,最后刮上肢。可用平补平泻法刮拭足三里,
每日一次,可有较好的预防效果。

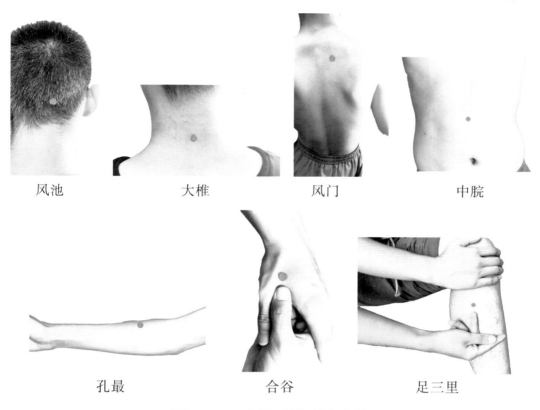

| 风池 | 大椎 | 风门 | 中脘 |

| 孔最 | 合谷 | 足三里 |

图 1-21 普通感冒刮痧穴位

2.流行性感冒

【选穴】印堂、太阳、大椎(图1-22)。

【刮痧方法】患者取坐位或俯卧位。施术者在患者的印堂、太
阳、大椎及颈部气管前,将手指用清水湿润,五指弯曲,用食指与中
指的第二指节对准穴位,将皮肤挟起,然后松开。这样一起一落,
反复进行,每点挟撮6~8次,直至被挟处呈橄榄状之紫红色充血斑
为宜。揪痧时,患者有出汗,效果较佳。每天2~3次。

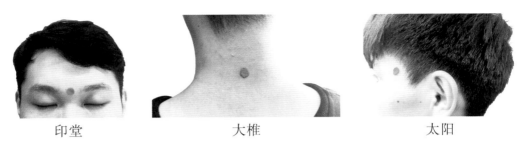

印堂　　　　　　　大椎　　　　　　　太阳

图 1-22　流行性感冒刮痧穴位

（三）胃下垂

【病因病症】胃下垂是消化内科常见的疾病,临床表现为患者站立时胃的下缘达盆腔,胃小弯弧线最低点降至髂嵴连线以下。多见于瘦长体形者、产妇、多次腹部手术及卧床少动者。中医学认为胃下垂病位在胃,为脾胃虚弱、中气不足、升提无力、气虚下陷所致。胃下垂的主要症状为上腹部胀满和下坠样牵拉痛,饱食和行走时症状加重,平卧减轻。

【选穴】足三里、膻中、胃俞、脾俞、关元、中脘、肺俞等穴位(图1-23)。

【刮痧方法】

(1)先刮足三里、肺俞、胃俞、脾俞,直至出现痧痕。

(2)点揉中脘、肺俞、膻中、关元,每处穴位点揉 3 分钟,以产生气感为宜。

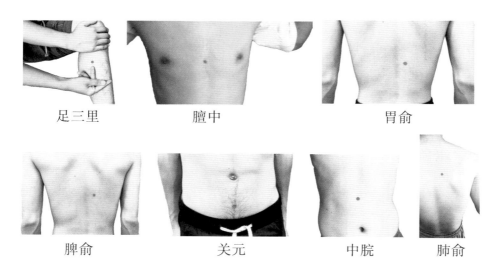

足三里　　　　　　膻中　　　　　　　　胃俞

脾俞　　　　　　　关元　　　　中脘　　　　肺俞

图1-23　胃下垂刮痧穴位

（四）便秘

【病因病症】便秘是一种很常见的临床症状,指排便次数太少,排便间隔时间过长,或排便不畅、粪便干结。正常时,每日排便1~2次或2~3天排便1次,但粪便的量和便次常受食物种类及环境的影响。便秘是由大肠传导功能失常所致,也与其他脏腑功能失调有关,主要表现为排便次数减少、粪便量减少、粪便干结、排便困难或便后仍有便感等症状。中医学认为,本病多因排便动力缺乏或津液枯燥所致,分为热秘、寒秘、气秘、血秘、虚秘。前两种多为实秘,后三种多为虚秘。年老及病后者阳气衰弱,气血双亏,津液不足,肾阳虚衰;或忧愁思虑,情志失调,通降失常;或多食辛辣厚味,胃肠积热;或多食生冷,阴寒凝滞;或缺乏定时排便习惯。上述几种情况皆可影响大肠的传导功能而致糟粕在肠道内停留时间过长,进而导致便秘。

患便秘的老年人比较多。从现代医学角度来看,便秘是消化系统常见的症状之一。中医治疗便秘,可以加快局部血液循环,促进药物吸收,疗效好。

【**选穴**】大椎、大杼、膏肓、神堂、大肠俞、天枢、上巨虚、支沟穴（图1-24）。

【**刮痧方法**】患者俯伏在桌子或椅子上,用热毛巾擦洗患者准备刮痧部位的皮肤,有条件时可用75%酒精消毒。施术者右手持刮痧工具在清水或刮痧油中蘸湿,在治疗的部位刮抹,刮出一道长形紫黑色痧点。刮时要始终沿着一个方向刮,切不可来回刮,而且用力要均匀适当,不可忽轻忽重,一般每处刮20次左右,皮下出现微紫红或紫黑色即可。

刮痧时,应重刮大椎、大杼、膏肓、神堂、大肠俞、天枢、上巨虚、支沟经穴部位,热结加刮曲池、合谷经穴部位,气滞加刮中脘、行间经穴部位,气血亏虚加脾俞经穴部位轻刮,下元虚弱加气海至关元经穴部位轻刮。每处穴位刮3~5分钟。

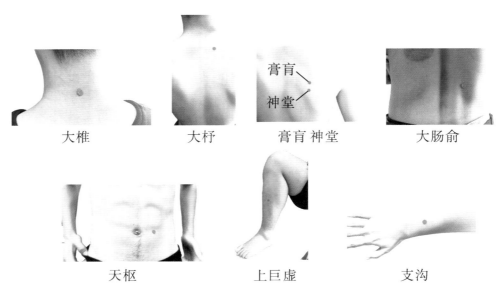

大椎　　　　大杼　　　膏肓 神堂　　　大肠俞

天枢　　　　　上巨虚　　　　支沟

图1-24　便秘刮痧穴位

（五）腹泻

【病因病症】腹泻是消化系统常见病，是指排便次数明显增多，粪质清稀，水分增加如水花样，甚至含未消化食物或黏液。急性肠炎、慢性肠炎、胃肠功能紊乱、肠结核等肠道疾病均可出现腹泻。中医认为本病多由脾胃运化功能失常、体内湿邪盛、感受外邪、饮食不节、脏腑虚弱等所致。脾虚、湿盛是导致本病发生的重要因素，因此有无湿不成泻，湿多成五泄之说，并统称泄泻。用刮痧的方法可改善腹泻症状。

【选穴】脾俞、大肠俞、下脘、关元、足三里（图1-25）。兼有肾虚者，加刮肾俞、太溪；大便中如有未消化的食物，加刮梁门、滑肉门。

【刮痧方法】患者取仰卧位、俯卧位。在背部沿着足太阳膀胱经的循行由上至下刮拭脾俞、大肠俞，下脘、关元、足三里。用刮痧板的厚缘进行操作，以皮肤发红为度，也可用刮痧板的角端点按，用力较轻。

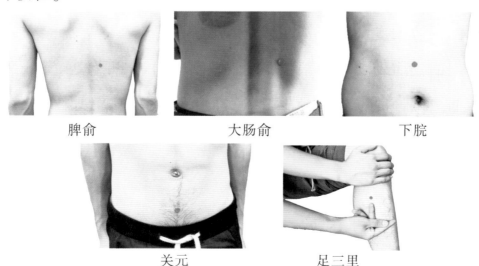

脾俞　　　　　　　　大肠俞　　　　　　　　下脘

关元　　　　　　　　足三里

图1-25　腹泻刮痧穴位

（六）神经性头痛

【病因病症】神经性头痛主要是指紧张性头痛、功能性头痛及血管神经性头痛,多由精神紧张、生气引起,主要症状为持续性的头部闷痛、压迫感、沉重感,有的患者自诉头部有"紧箍"感。大部分患者为两侧头痛,多为两颞侧、后枕部及头顶部或全头部。头痛性质为胀痛、压迫感、麻木感和束带样紧箍感。头痛的强度为轻度至中度,很少因头痛而卧床不起或影响日常生活。有的患者可有长年累月的持续性头痛,有的患者的症状甚至可回溯10~20年。患者可以整天头痛,头痛的时间要多于不痛的时间。激动、生气、失眠、焦虑或抑郁等因素会使头痛加剧。患者多伴有头晕、烦躁易怒、焦虑不安、心慌、气短、恐惧、耳鸣、失眠多梦、腰酸背痛、颈部僵硬等症状,部分患者在颈枕两侧或两颞侧有明显的压痛点。

【刮痧方法】患者俯伏在桌子或椅子上,用热毛巾擦洗患者准备刮治部位的皮肤,有条件时可用75%酒精消毒。之后涂介质,用刮痧板或瓷质汤匙蘸热茶油,在前额、颈后正中凹陷处、脊柱两侧,由上而下刮,刮至皮肤出现紫红色即可,使用此法治疗因风寒或暑热引起的头痛,效果令人满意。

（七）偏头痛

【病因病症】偏头痛是最常见的头痛病,表现为反复发作的额、颞、眼眶部局限于一侧的疼痛。偏头痛疼痛剧烈,钻痛、胀裂痛持续发作,发作时多有恶心、呕吐、腹胀、腹泻、多汗、心率加快等伴随症状。病因很多,但往往与疲劳、情绪紧张、焦虑、急躁、睡眠不佳有关。

【选穴】翳风、头维、太阳、合谷、列缺、阳陵泉、足三里、血海(图1-26)。

【刮痧方法】点揉翳风、头维、太阳,然后刮前臂合谷、列缺,再刮下肢阳陵泉至足三里,最后刮血海。刮拭手法补泻兼施。

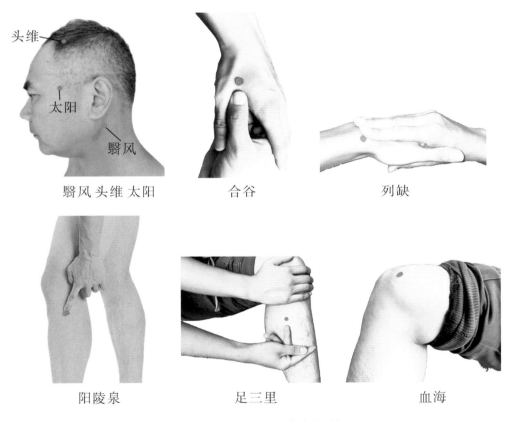

翳风 头维 太阳   合谷   列缺

阳陵泉   足三里   血海

图 1-26 偏头痛刮痧穴位

(八) 神经衰弱

【病因病症】对于此病,《黄帝内经》云:"卫气不得入于阴,常留于阳。留于阳则阳气满,阳气满则阳跷虚;不得入于阴则阴气虚,故目不瞑矣。"刮痧可缓解神经衰弱。

【选穴】神门、膻中、心俞、肾俞(图1-27)。

【刮痧方法】患者取仰卧位、坐位。四肢穴位可以用刮痧板的角端点按,以皮肤发红为度。神门从远端至近端刮拭。膻中、心俞、肾俞要用刮痧板的厚缘刮拭,用力宜轻,以皮肤出现痧痕为度。

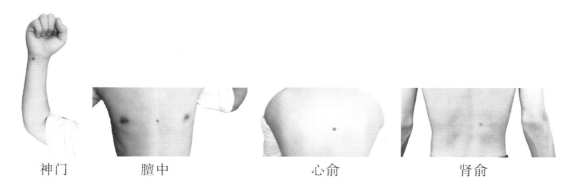

| 神门 | 膻中 | 心俞 | 肾俞 |

图 1-27　神经衰弱刮痧穴位

(九) 肋间神经痛

【病因病症】肋间神经痛是指肋间神经因不同原因受到压迫、刺激而出现胸部肋间或腹部呈带状疼痛的一种综合征。主要症状为一个或几个肋间部位发生经常性刺痛或灼痛。疼痛时可由后背相应的肋间隙向前放射至侧胸部。中医疗法可减轻疼痛。

【选穴】肝俞至胆俞、尺泽。兼有瘀血者,加刮血海、膈俞(图1-28)。

【刮痧方法】患者取俯卧位、坐位。首先刮拭肝俞至胆俞,用力应轻,使用刮痧板的厚缘进行刮拭,以皮肤变成紫红色或出现痧痕为度。刮拭尺泽时应该顺着手太阴肺经的循行方向进行操作,用力宜重,然后用三棱针点刺放血1～2毫升。

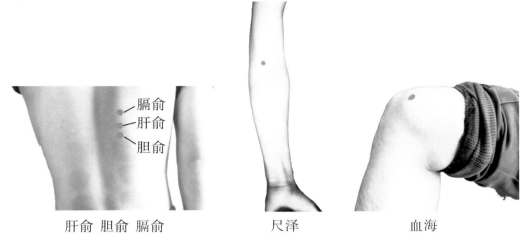

膈俞
肝俞
胆俞

肝俞　胆俞　膈俞　　　　　　尺泽　　　　　　血海

图 1-28　肋间神经痛刮痧穴位

（十）颈椎病

【病因病症】颈椎病又称颈椎综合征,是指颈椎及其周围软组织,如椎间盘、后纵韧带、黄韧带、脊髓鞘膜等发生病理改变而导致颈神经根、颈部脊髓、椎动脉及交感神经受到压迫或刺激而引起的综合征。本病好发于 40 岁以上成年人,无论男女皆可发生,是临床常见病、多发病。多因身体虚弱、肾虚精亏、气血不足、濡养欠乏,或气滞、痰浊、瘀血等病理产物积累,致经络瘀滞,风寒湿邪外袭,痹阻于太阳经脉,经髓不通,筋骨不利而发病。主要表现为颈肩臂疼痛、僵硬,疼痛可放射至前臂、手及指,指尖有麻木感,部分患者亦有头晕、头痛、恶心、耳鸣、耳聋、颈部压痛、步态不稳、肌肉萎缩无力、眩晕、猝倒、汗出异常、步履蹒跚,甚至四肢瘫痪等症状。本病归属于中医学"骨痹""颈肩痛""眩晕"等范畴。颈椎病是由颈椎间盘发生退行性变和椎骨增生而使颈神经根或脊髓受刺激和压迫所致,患者有颈肩疼痛、头晕、头痛、手指或手臂麻木、肌肉萎缩等症状,严重时双下肢出现痉挛或行走困难等。

【选穴】天柱、风池、大杼、大椎、天宗、肩井、膈俞、肾俞、合谷、曲池、列缺(图1-29)。

【刮痧方法】

(1)刮拭天柱、风池、大杼、大椎、天宗、肩井、膈俞、肾俞穴,直至出现痧痕。

(2)刮拭合谷、曲池、列缺,以出现痧痕为宜。

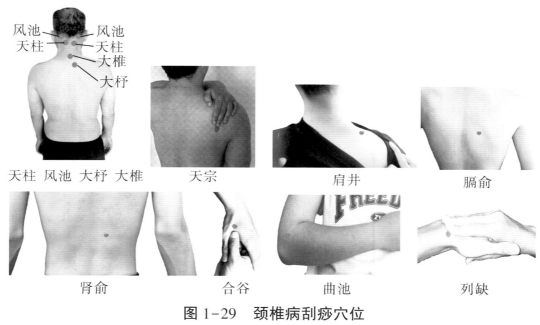

天柱 风池 大杼 大椎　　　天宗　　　　肩井　　　　膈俞

肾俞　　　　合谷　　　　曲池　　　　列缺

图1-29　颈椎病刮痧穴位

(十一) 落枕

【病因病症】落枕又称"失枕",是指起床后突感一侧颈项强直,不能俯仰转侧,患侧肌肉痉挛,酸楚疼痛,并向同侧肩背及上臂扩散,或兼有头痛、怕冷等症状。可见于颈肌劳损、颈项纤维组织炎、颈肌风湿、枕后神经痛、颈椎肥大等疾病,或睡眠时颈背部遭受风寒侵袭及睡姿不良所致。表现为晨起突然感觉颈部疼痛不适,颈后部压痛及出现条索状硬结,颈部活动受限。以成年人多见,好发于春季、冬季。多数落枕疼痛一般持续 2~3 天,不做治疗亦可自行康复,但如果希望尽快减轻痛苦、及早恢复,可接受中医治疗。

【选穴】大椎、风府、肩井、外关、足临泣、悬钟、风池(图 1-30)。

【刮痧方法】

(1)重刮大椎、风府、肩井、风池等穴,先从肩井开始,沿脊柱刮至风府穴,反复进行,直至出现痧点为度。

(2)刮外关、悬钟、足临泣等穴,直至出现紫红色痧痕为度。

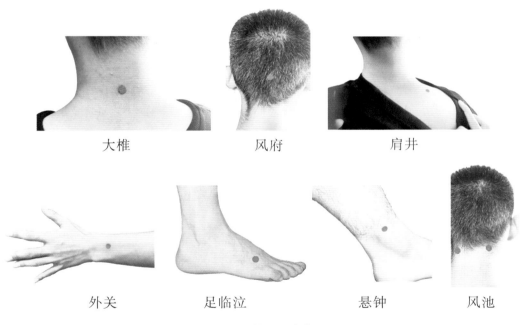

| 大椎 | 风府 | 肩井 |

| 外关 | 足临泣 | 悬钟 | 风池 |

图 1-30 落枕刮痧穴位

(十二) 痛风

【病因病症】痛风是指因嘌呤代谢紊乱,导致尿酸的合成增加或排出减少,造成高尿酸血症的一种疾病。表现有急性和慢性痛风性关节炎、关节畸形、痛风石、肾结石和肾脏病变。多发于中年男性,女性发病率极低且症状不明显。临床经历无症状期、急性关节炎期和慢性关节炎期。本病与中医学的"痹证"类似。刮痧可通过疏通经络来防治痛风。

【选穴】肝俞至肾俞、外关、手三里至合谷、昆仑(图1-31)。

【刮痧方法】对肝俞至肾俞由上向下进行刮拭,外关、手三里至合谷要从近端至远端刮拭。

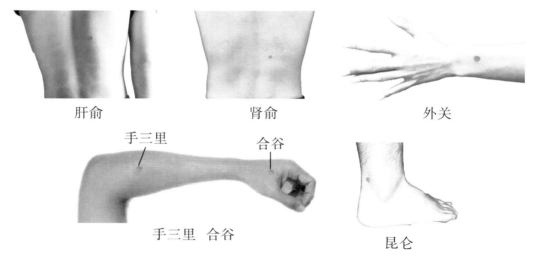

肝俞　　　　　　　　　肾俞　　　　　　　　　外关

手三里　　　　合谷

手三里　合谷　　　　　　　　　昆仑

图1-31　痛风刮痧穴位

(十三) 湿疹

【病因病症】湿疹是一种过敏性炎症性皮肤病,以皮疹多样、对称分布,剧烈瘙痒且反复发作,易演变成慢性皮肤病为特征。刮痧是治疗湿疹的常用方法。

【选穴】肺俞、神门、足三里、三阴交等穴位(图1-32)。

【刮痧方法】先刮背部的肺俞,再刮上肢的神门,然后刮下肢的足三里、三阴交,直至出现痧痕为止。

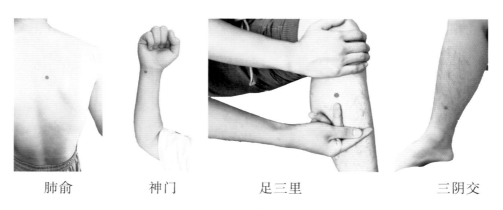

| 肺俞 | 神门 | 足三里 | 三阴交 |

图 1-32 湿疹刮痧穴位

（十四）荨麻疹

【病因病症】荨麻疹为我们日常生活中常见的一种皮肤病，为皮肤突发瘙痒，搔之出现红斑隆起，形如豆瓣，堆累成片，发无定处，一般在一到数天内消退，消退后不留鳞屑和色素沉着。少数可伴腹痛、腹泻，或伴发支气管哮喘、喉头水肿等呼吸系统表现。

【选穴】太阳、迎香、上星、风池、中府、膻中、合谷、列缺、尺泽等穴位（图 1-33）。

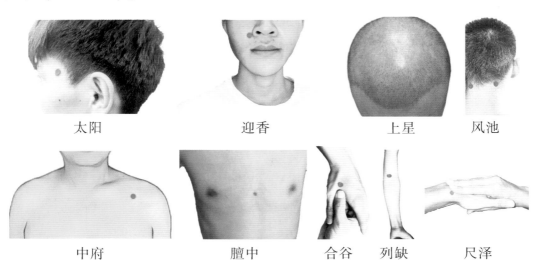

| 太阳 | 迎香 | 上星 | 风池 |

| 中府 | 膻中 | 合谷 | 列缺 | 尺泽 |

图 1-33 荨麻疹刮痧穴位

【刮痧方法】

（1）先刮头面部的迎香、上星、太阳、风池穴，以出现痧痕为宜。

（2）再刮拭胸部的中府、膻中穴，至产生痧痕为佳。

（3）最后刮拭上肢的合谷、列缺、尺泽，以出现痧痕为度。

（十五）围绝经期综合征

【病因病症】围绝经期综合征又称更年期综合征，指更年期妇女（年龄一般在45～52岁）因卵巢功能衰退、雌激素水平下降而引起的内分泌失调和自主神经紊乱的症状。临床上出现的症状往往因人而异，轻重不一，但多伴有月经紊乱，烦躁易怒，烘热出汗，心悸，失眠，头晕，耳鸣，健忘，多疑，感觉异常，性欲减退，面目、下肢水肿，倦怠无力，纳呆，便溏，甚至情志失常。

【选穴】肾俞、三阴交、神门、足三里、大椎（图1-34）。烦躁易怒者，加刮太冲；精神疲乏者，加刮关元；头晕、耳鸣者，加刮风池、听会；五心烦热者，加刮太溪；自汗、盗汗者，加刮合谷、复溜、后溪。

【刮痧方法】用刮痧板刮拭肾俞、三阴交、神门、足三里，用力宜重，刮大椎以皮肤变成紫红色或者出现痧痕为度。刮拭后溪时可以沿着手太阳小肠经的方向进行，力度可轻，用平补平泻的方法。

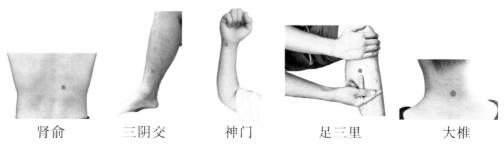

| 肾俞 | 三阴交 | 神门 | 足三里 | 大椎 |

图1-34　围绝经期综合征刮痧穴位

（十六）前列腺增生

【病因病症】前列腺增生也称为良性前列腺肥大,为 50 岁以上男性常见疾病。常伴有尿频、小腹疼痛等症状。艾灸、刮痧、拔罐均可增强膀胱的气化功能,改善前列腺增生症状。

【选穴】中极至气海、肾俞至膀胱俞(图 1-35)。兼有小便不利者,加刮阴陵泉、三阴交;小腹疼痛明显者,加刮膈俞、关元。

【刮痧方法】顺着任脉的循行刮拭中极至气海,用力宜轻,实行补法,以皮肤变成紫红色或出现痧痕为度。刮拭肾俞至膀胱俞时,用力宜轻柔,用平补平泻的方法。

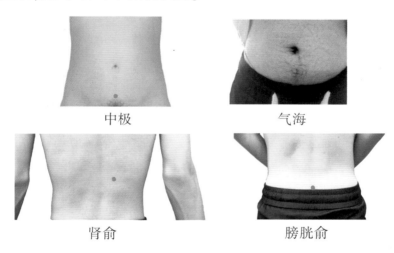

中极　　　　　　气海

肾俞　　　　　　膀胱俞

图 1-35　前列腺增生刮痧穴位

二、养生保健

（一）消除疲劳

经常劳累会令人感觉疲乏无力、身体沉重、昏昏欲睡,不仅大大损伤人的体力,导致未老先衰,同时也会侵害循环系统。刮痧可以消除长期疲劳造成的不舒适状态。

【选穴】太阳、天柱至风门、风池至肩井、合谷、内关、三阴交、足三里（图1-36）。

【刮痧方法】

（1）受术者取坐位，施术者用刮痧板刮拭其太阳，并由天柱刮至风门，再由风池刮至肩井，以局部皮肤出现红晕为度。

（2）受术者取坐位，暴露上肢，施术者用刮痧板刮拭其上肢外侧大肠经的合谷、曲池、手三里及心包经的内关，每侧每次刮拭16~18下。

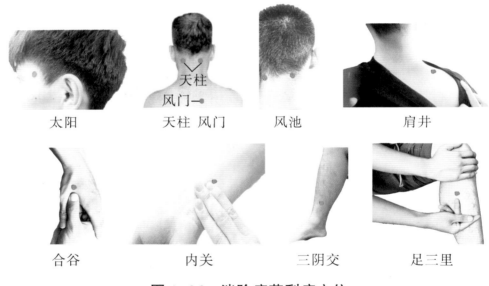

太阳　　　　　　天柱 风门　　　　　风池　　　　　　　肩井

合谷　　　　　　　内关　　　　　　三阴交　　　　　　足三里

图1-36　消除疲劳刮痧穴位

（3）受术者取仰卧位，屈膝，施术者用勺柄刮拭受术者下肢外侧胃经的足三里、脾经的血海及三阴交。

（二）轻身减重

我国常用的标准体重的计算公式为:男性,标准体重(千克)=身高(厘米)−105;女性,标准体重(千克)= 身高(厘米)−105−2.5。体重增加的百分比=(当前体重−标准体重)÷标准体重×100%,正常体重的范围是标准体重±10%,超过标准体重10%~20%为过重,超过20%为肥胖。肥胖会引发各种疾病,如高脂血症、高血压、冠心病、脑血栓等。中医疗法有辅助轻身减重作用,保持合理体重可以有效预防和治疗高血压。

【选穴】脾俞、肾俞、孔最至列缺、足三里。兼有脾胃虚弱者,加刮胃俞(图1−37)。

【刮痧方法】在后背的穴位沿着足太阳膀胱经的循行由下至上进行刮拭,采用泻法。沿着肺经的方向由近端至远端刮拭孔最至列缺。用瓷勺刮拭或用刮痧板的角端对足三里进行点按。

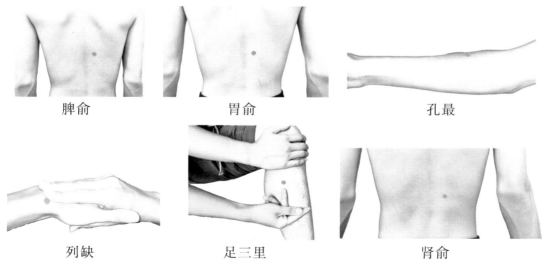

脾俞　　　　　　　　胃俞　　　　　　　　孔最

列缺　　　　　　　　足三里　　　　　　　肾俞

图1−37　轻身减重刮痧穴位

请把刮痧的情况记录下来吧（表 1-2）！

表 1-2　刮痧记录及评价

日　期								
部　位								
手　法								
时　间								
痧　象								
健康改善情况								

（孟晓红　李　玲）

第二章
艾灸技术

艾的用途和艾灸的作用

第一节　艾灸的基本知识

情景再现

　　张阿姨,63 岁,患胃病多年。最近经常见邻居李阿姨点燃艾炷对着孙子肚脐熏灸,一会儿孙子的肚子就不疼了。这么简单有效的法子,张阿姨可喜欢了,赶紧照着做了几次,却没什么效果。张阿姨很疑惑,是自己不适合艾灸,还是做的方法不对呢?该怎么做才有效呢?

一、艾灸的前世今生

　　早在约 170 万年前,人类会用火之后,在生活实践中,可将树木等用火燃着后灸于患处,祛除寒邪,解除痛苦。灸法的运用起源于人类掌握用火之后,推测时间是在石器时代。"灸"字,在现存文献中,以《庄子》最早提及,"丘所谓无病而自灸也"。灸火的材料经过实践的选择,对人体有所伤害的松、柏、竹等被淘汰,但艾叶熏灸(简称艾灸)则疗效最著。艾灸疗法在春秋战国时代已颇为流行,是我国古代劳动人民在长期与疾病斗争的过程中创造的一种疗法。

艾灸有效,材料廉价易得,操作简便,能激发人体正气,使人充满活力,增强抗病能力,防病保健,延年益寿,在现代养生保健领域深受欢迎(图2-1)。

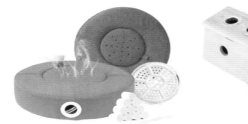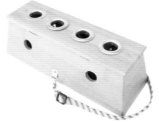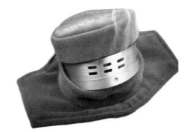

图 2-1　多样的艾灸方法

二、认识艾草

艾草是菊科蒿属植物,多年生草本或略呈半灌木状,植株有浓烈香气。叶子一般呈椭圆形,有深裂,深绿色,表面有短的白色绒毛(图2-2)。艾叶晾干可在阴凉通风处存放,成为陈艾,可用于艾灸。

"地道艾材在南阳",南阳地处南北气候过渡带,无霜期长,光照充分,适宜艾草生长。南阳艾草品质优良,艾叶含绒量大,挥发

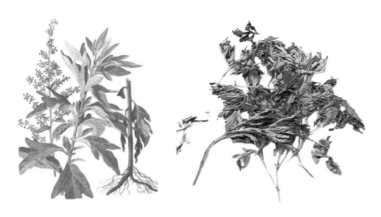

图 2-2　新鲜艾草与干艾叶

油、黄酮等有效成分含量高。全国八成左右的艾草出自南阳,开发有艾绒、艾条、艾炷、艾叶油、灸器、洗护等系列医用、保健、日用产品,近 200 个品种。

艾的作用

艾的用途很广,家庭中也常用艾(图 2-3)。新鲜艾叶做成青团、糍粑食用,可以达到预防感冒的目的,但不可多吃,1 周最多食用两次;干艾叶泡茶,可以起到温经通络的作用;艾草熏香,可以驱蚊,还能除湿脱臭、净化空气,提高人体的免疫力;将艾草放进水中泡浴,可以促进血液循环、温养气血,还能预防感冒;把艾草放在枕头中,可以促进睡眠,改善睡眠质量;艾草放进温水中用来泡足,可以起到很好的舒缓疼痛、温经暖宫的效果;艾叶中提取的艾叶油,则可作为多种香水、化妆品的原料。艾蒿挥发油具有很强的杀虫杀菌功效,是一种纯天然又廉价的杀虫剂。

艾草的药用价值很高,它可以抗菌、抗病毒、止血、祛痰、平喘、镇静、抗过敏、护肝利胆等。在张仲景的《伤寒杂病论》中有 6 个处方使用艾草,在《金匮要略》中用艾的方剂有 20 多个。

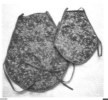
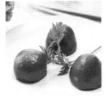

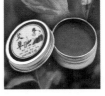

食用艾草做
成的食物
可预防感冒

泡浴泡足
祛寒除湿
通经络

香薰香膏
防蚊止痒
提神醒脑

干艾叶泡茶
清热去火

佩戴
祛寒护阳
暖宫除秽

图 2-3　艾草的家庭用法

三、艾灸材料

常用来做艾灸的材料是艾绒、艾条和艾炷。

艾灸制品

（一）艾绒

干艾叶打碎后,再经过筛网过滤,筛掉叶皮、叶杆,就提取出了艾绒(图 2-4)。初次接触艾灸的朋友,最头疼的就是分不清各种比例的艾绒。其实比例就是指艾绒的纯度,筛选提取的遍数越多,艾绒里面的艾叶碎枝就越少,艾绒就越干净。例如 30∶1,就代表 30 斤艾叶出 1 斤艾绒,这样比例比较高。艾绒纯度越高,价格就越贵。

如何分辨艾绒的优劣呢? 主要从触、色、味、燃四个方面判断。

触即手感:绒体干燥、细腻、柔软无杂质,可用手捏成形。

色即颜色:土黄色或金黄色为好。

味即气味:气味温和清香,无霉味;燃烧后芳香不刺鼻。

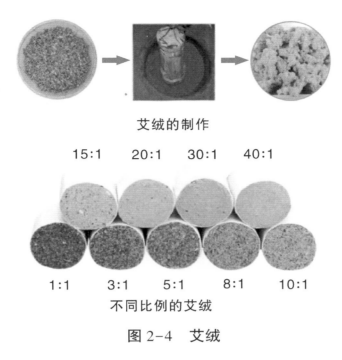

艾绒的制作

15:1　　20:1　　30:1　　40:1

1:1　　3:1　　5:1　　8:1　　10:1

不同比例的艾绒

图2-4　艾绒

燃即燃烧:艾烟呈淡白色,烟雾由下而上缭绕,不浓烈,不刺鼻,不易落灰;火力柔和而不刚烈,弹掉艾灰,看上去是红透的样子;皮肤会感觉温暖而柔和,温热的感觉绵绵不断地渗入皮肤,顺着经络传感。

(二) 艾炷

艾炷就是用艾绒制成下面平、上面尖,呈圆锥形的艾团(图2-5),以便于安放,并使火力逐渐由弱转强。制作艾炷的传统方法是用手捏,边捏边旋转,捏紧即成,应尽量做得紧实。这样,在燃烧时火力会逐渐加强,透达深部,效果较好。一个艾炷称为"一壮"。

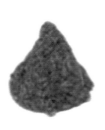
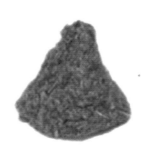
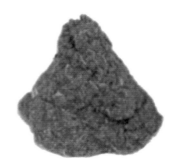

图 2-5 艾炷

（三）艾条

艾条是将艾绒放在纸中,搓成如香烟状的细长圆柱形即成(图 2-6)。取纯净细软的艾绒 24 克,平铺在 26 厘米长、20 厘米宽的薄绵纸(桑皮纸、麻纸也可)上,像卷烟一样将其卷成直径约 1.5 厘米的圆柱形,卷得越紧越好。外面再用质地柔软疏松而又坚韧的桑皮纸裹上,用鸡蛋清、胶水或糨糊将其封好,阴干或晒干即成。

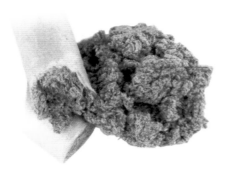
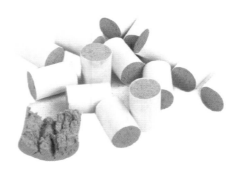

图 2-6 艾条

四、艾灸的治疗作用

艾灸是一种历史悠久的中医疗法,既能防病又可保健,预防、杜绝病邪的侵犯,为人类的保健事业做出了卓越的贡献。其基本作用包括温经散寒、通络止痛、益气升陷、回阳救逆等,通过艾燃烧时的温热刺激和艾的自然药性达到增强免疫力、防治疾病的作用。

第二节　艾灸技术操作方法

一、做好准备

1. 环境准备

保持房间安静,温、湿度适宜,室内通风良好,没有易燃易爆物品。

2. 评估

老年人没有出血病史或出血倾向、哮喘病史或艾绒过敏史,能耐受温热和艾灸的气味,施灸部位皮肤完整没有破损。排空大、小便。

> 操作前自我评估:
>
> 病史_____
>
> _____
>
> 过敏史_____
>
> _____

3. 艾灸物品

艾炷或艾条、扎孔的姜片、打火机,必要时准备浴巾、屏风。

4. 艾灸器具

市面上有很多省力又方便的家用艾灸器具,如艾灸罐、艾灸棒、艾灸垫、随身艾灸盒、电加热艾灸仪、电子艾灸盒等,可供选择使用(图2-7)。

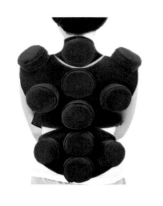 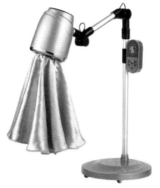 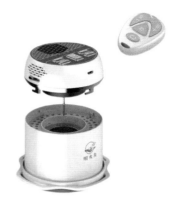

A.随身艾灸盒　　　　　B.电加热艾灸仪　　　　　C.电子艾灸盒

图 2-7　艾灸器具

二、操作方法

初次艾灸,应有人守护,如果施灸过程中出现头昏、眼花、恶心、颜面苍白、心慌出汗等不适现象,应及时停止。

(一) 艾条灸

艾条灸即使用由艾绒制成的艾条进行施灸的方法,主要有温和灸、回旋灸、雀啄灸三种方法。新手可以从艾条灸开始。

1. 温和灸(视频 2-1)

视频 2-1　温和灸

将艾条点燃,用艾条熏烤施灸部位,以艾条距离皮肤 3~4 厘米,略有温热感为最佳。刚开始可以接近皮肤,等感觉太热时,可以适当拉开距离。灸治时间在 10 分钟左右,以施灸部位皮肤出现红晕,感觉有温热暖流直透肌肤深部为宜。

2.回旋灸(视频2-2)

视频2-2 回旋灸

首先将艾条点燃的一端贴近皮肤3~5厘米,以施灸部位为中心回旋移动,一呼一吸转一圈,灸治时间在10分钟左右。此方法可用于大面积施灸,能带来大范围的温热刺激。

3.雀啄灸(视频2-3)

视频2-3 雀啄灸

将艾条点燃,接近施灸部位皮肤,有温热感后再提高,一起一落,像鸟雀啄食一样;向下要有喷火感,向上要有凉气被抽出去的感觉,上下反复施灸。灸治时间短一些,一般在5~10分钟。

(二) 直接灸

直接灸即直接将艾炷接触皮肤施灸的方法,可细分为瘢痕灸和无瘢痕灸两种。

1.瘢痕灸

瘢痕灸是在施灸部位涂抹少量蒜汁,艾炷放于施灸部位,直至艾炷燃烧殆尽。此方法能够使施灸部位灼伤再化脓为疮,进而结痂留下瘢痕,对治疗慢性顽固疾病效果良好,但由于对患者带来较大的痛苦而不多用。

2.无瘢痕灸

无瘢痕灸是在施灸部位涂抹少许凡士林,后将艾炷放于施部位,当有明显灼烧感时用镊子把艾炷夹走,换一炷继续,直至皮肤出现红晕为止。此方法广泛运用于虚寒性疾患。

(三)隔姜灸(视频2-4)

视频2-4 隔姜灸

把艾炷放在姜片上施灸。生姜具有辛温无毒、生发宣散、调和营卫、祛寒发表、通经活络的功效。隔姜灸适用于一切虚寒性疾患,尤其对面瘫、呕吐、腹痛、泄泻、风寒湿痹等疗效可靠。做法如图2-8。

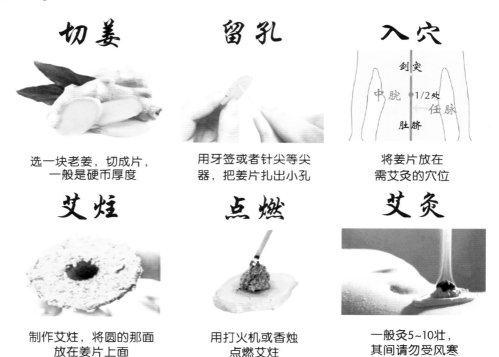

切姜
选一块老姜,切成片,一般是硬币厚度

留孔
用牙签或者针尖等尖器,把姜片扎出小孔

入穴
将姜片放在需艾灸的穴位

艾炷
制作艾炷,将圆的那面放在姜片上面

点燃
用打火机或香烛点燃艾炷

艾灸
一般灸5~10壮,其间请勿受风寒

图2-8 隔姜灸操作过程

(1)切直径2~3厘米、厚0.2~0.3厘米的姜片,用针或牙签扎几个小孔,放在施灸的部位。

（2）将艾炷放置在姜片上,从顶端点燃艾炷。

（3）等艾炷燃尽时再接续一个艾炷,一般灸5~10壮。

施灸者应常掀起姜片查看,防止老年人因耐热或感觉迟钝而造成烫伤起疱。隔天灸一次。

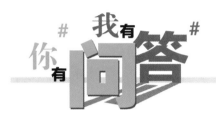

问题1:什么时间做艾灸好?

答: 上午、下午均可,阴天、晴天都可以做。失眠者可在睡前施灸。出血性疾病患者随时灸,止血后还应继续施灸一段时间,以免复发。或依照病情,何时发病就在何时施灸;或按医嘱,配合穴位施灸。

问题2:怎样判断艾灸达到效果了?

答: 施灸部位会出现温热、麻木、如虫爬行等感觉,即为灸感。灸感是艾灸疗效的保证。

问题3:一般灸多少次才有效?

答: 有些疾病如腹痛,灸一次即可减轻痛苦;治疗慢性病或养生保健,须长期施灸,要有耐心,勿急于求成。"灸"从"久",必须长期坚持下去;艾炷宜小些,多灸几次,循序渐进,解除苦楚。

问题4:施灸时会有不良反应吗?

答: 一般无严重不良反应。但由于人们的体质和病状不同,开始施灸可能引起发热、疲倦、口干、全身不适等反应,一般无须顾虑,继续施灸即能消失。必要时可以延长间隔时间。如果发生口渴、便秘、尿黄等症状,可服中药加味增液汤。处方:生地黄、麦冬、玄参、肉苁蓉各 15 克,水煎服。

问题 5:艾灸有顺序要求吗?

答:先灸上,后灸下;先灸背,后灸腹;先灸头,后灸肢;先阳经,后阴经;先少后多。

问题 6:灸后需要注意什么?

答:凡皮肤无破损,可以正常洗澡。如有灸疮,擦澡时则应小心疮面,不要过久浸泡,当心洗脱灸痂。饮食须忌生冷、辛辣,注意保暖。施灸时保持距离,防止烫伤皮肤;灸后把艾条、艾绒彻底熄灭,防止引发火灾。

第三节　艾灸技术在老年及儿童常见病中的应用

一、治疗康复

(一) 感冒

【病因病症】见第一章第三节。

【艾灸方法】施灸穴位见图 2-9。

(1)隔姜灸大椎穴,每次灸 4 壮,每日 1 次。

(2)温和灸印堂穴,每次灸 10 分钟,每日 1 次。

(3)温和灸太阳穴,每次灸 10 分钟,每日 1 次。

(4)温和灸风池穴,每次灸 10 分钟,每日 1 次。

(5)雀啄灸合谷穴,每次灸 10~15 分钟,每日 1 次。

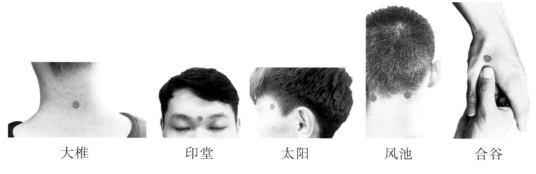

| 大椎 | 印堂 | 太阳 | 风池 | 合谷 |

图 2-9　感冒艾灸穴位

（二）咳嗽

【病因病症】咳嗽是常见肺系疾病中的主要症状。"咳"指肺气上逆,有声无痰;"嗽"指咳吐痰液,有痰无声;有痰有声称为咳嗽。相当于西医学中的上呼吸道感染、支气管扩张、肺炎等疾病出现的症状。

【艾灸方法】施灸穴位见图 2-10。

(1)回旋灸肺俞穴,每次灸 10 分钟,每日 1 次。

(2)温和灸孔最穴,每次灸 15 分钟,每日 1 次。

(3)温和灸列缺穴,每次灸 15 分钟,每日 1 次。

(4)温和灸尺泽穴,每次灸 15 分钟,每日 1 次。

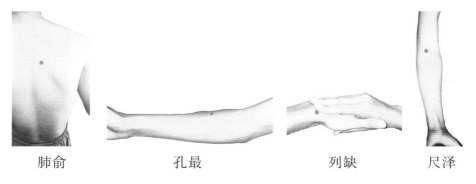

| 肺俞 | 孔最 | 列缺 | 尺泽 |

图 2-10　咳嗽艾灸穴位

（三）头 痛

【病因病症】头痛是临床常见的症状之一,通常是以头部疼痛为主要临床表现的病症,又称头风。常见于现代医学的感染发热性头痛、紧张性头痛、血管神经性头痛、偏头痛,以及脑膜炎、高血压、脑动脉硬化、头颅外伤、脑震荡后遗症等疾病引起的头痛。头部疼痛包括头的前、后、偏、侧部疼痛和整个头部疼痛。中医把头痛分为偏正、左右、前后、寒热,认为六淫外侵、七情内伤、升降失调、郁于清窍、清阳不运,皆能致头痛。痛久变为头风,大抵外感多实证,治以疏风祛邪为主;内伤头痛,多属虚证,治以平肝、滋阴、补气、养血、化痰、祛瘀等为主,用中医疗法治疗头痛有显著疗效。

【艾灸方法】施灸穴位见图 2-11。

（1）回旋灸百会穴,每次灸 15 分钟,每日 1 次。

（2）雀啄灸大椎穴,每次灸 15 分钟,每日 1 次,以施灸部位感到温热、舒适为宜,灸至皮肤稍现红晕为度。

（3）温和灸三阴交穴,每次灸 15 分钟,每日 1 次。

（4）用艾灸罐灸涌泉穴,每次灸 15 分钟,每日 1 次,以施灸部位感到温热、舒适为宜。

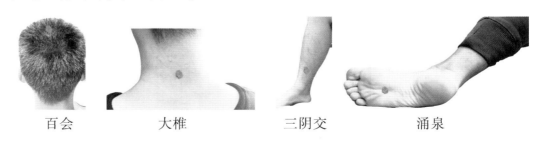

百会　　　　　大椎　　　　　三阴交　　　　　涌泉

图 2-11　头痛艾灸穴位

（四）失眠

【病因病症】失眠是临床常见的一个症状,是指无法入睡或无法保持睡眠状态,导致睡眠不足的疾病。中医又称"不寐",认为失眠是阳不入阴而引起经常性的,以不易入睡为特征的病症,多因思虑劳倦,内伤心脾;或阴虚火盛,心肾不交;或胃腑不和,痰热内扰;或心胆气虚,神志不宁所致。常表现为睡眠时间较正常减少（正常情况下,儿童睡 12～14 小时,青壮年睡 7～9 小时,老年人睡 5～6 小时）;睡眠质量下降,如入睡困难、多梦、易醒等;可伴有头晕、精神不振、疲乏无力、注意力不集中等症状。轻者入睡困难,睡时易醒,醒后不能再睡,或者时睡时醒等;严重者整夜不能入睡。

失眠影响人的精神状态。除了心理调节和服用药物之外,也可以配合中医治疗。治疗原则:应在补虚泻实、调整脏腑气血阴阳的基础上辅以安神定志。

【艾灸方法】施灸穴位见图 2-12。

（1）温和灸百会穴,每次灸 10～20 分钟,每日 1 次。

（2）用艾灸盒灸膈俞穴、肝俞穴、肾俞穴,每穴灸 10～20 分钟,每日 1 次。

（3）温和灸关元穴,每次灸 10～15 分钟,每日 1 次。

（4）温和灸神门穴,每次灸 10～15 分钟,每日 1 次。

（5）温和灸涌泉穴,每次灸 10～15 分钟,每日 1 次。

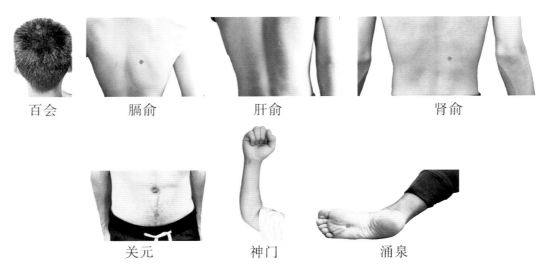

百会　　　　膈俞　　　　肝俞　　　　肾俞

关元　　　　神门　　　　涌泉

图 2-12　失眠艾灸穴位

（五）厌食

【病因病症】厌食是指进食的欲望降低,甚至完全不思饮食。引起厌食的原因主要有药物因素、饮食因素和情志因素三种。有些药物长期服用可导致人出现味觉障碍,使人食欲欠佳。贪食冷饮、过度饮酒、过食肥腻辛辣食物等也会导致短期的厌食。精神紧张或工作生活压力大等,都会影响食欲,导致不思饮食。

【艾灸方法】施灸穴位见图 2-13。

（1）温和灸或隔姜灸中脘穴,每次灸 10~20 分钟,每日 1 次。

（2）用艾灸盒灸神阙穴,每次灸 15~20 分钟,每日 1 次。

（3）因药物不良反应引起的厌食,先用艾灸盒灸大椎穴,再隔姜灸中脘穴等,每穴灸 15~20 分钟,每日 1 次。

（4）因饮食、情志导致的厌食,先温和灸太冲穴,再隔姜灸中脘穴等,每穴灸 10~15 分钟,每日 1 次。5~7 日为 1 个疗程,间隔 2 日可行下一个疗程。

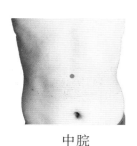 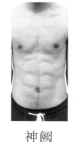 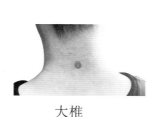 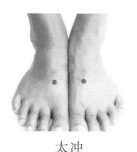

中脘　　　　　　神阙　　　　　　大椎　　　　　　　　太冲

图 2-13　厌食艾灸穴位

（六）胃　痛

【病因病症】胃痛,又称胃脘痛,以上腹胃脘部近心窝处疼痛为主要症状。现代医学的急、慢性胃炎,消化性溃疡,胃肠型神经官能症,胃癌,以及部分肝、胆、胰等疾病都可导致胃脘部疼痛。胃痛多由外感寒邪、饮食不节、情志不畅和脾胃素虚等引发。胃是主要病变脏腑,常与肝、脾等脏器有密切关系。胃气郁滞、失于和降是胃痛的主要病机。饮食失调、受凉、急腹症和各脏器的器质性病变也都可以引起胃痛,常伴有胸闷、恶心、呕吐、食欲减退、嗳气、吐酸等症状。

【艾灸方法】施灸穴位见图 2-14。

（1）温和灸中脘穴,每次灸 10~15 分钟,每日 1 次。

（2）用艾灸盒灸天枢穴,每次灸 10 分钟,每日 1 次。

（3）温和灸气海穴,每次灸 10~15 分钟,每日 1 次。

（4）温和灸足三里穴,每次灸 10~15 分钟,每日 1 次。

（5）若有气虚或阳虚,加灸脾俞穴、胃俞穴,用艾灸盒每穴灸 10~15 分钟,每日 1 次。

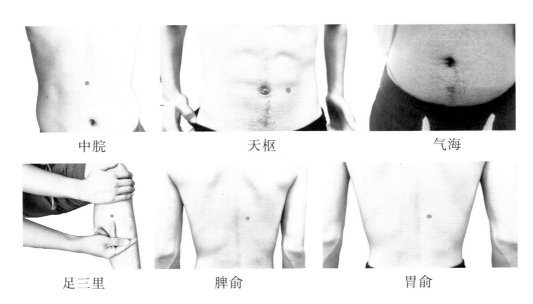

图 2-14　胃痛艾灸穴位

（七）便秘

【病因病症】见第一章第三节。

【艾灸方法】施灸穴位见图 2-15。

（1）用艾灸盒灸神阙穴，每次灸 15~20 分钟，每日 1 次。

（2）温和灸天枢穴，每次灸 15~20 分钟，每日 1 次。

（3）温和灸支沟穴，每次灸 15~20 分钟，每日 1 次。

（4）温和灸太冲穴、大都穴、大墩穴，每穴灸 15~20 分钟，每日 1 次。

（八）腹泻

【病因病症】见第一章第三节。

【艾灸方法】施灸穴位见图 2-16。

（1）用艾灸盒灸脾俞穴，每次灸 10 分钟，每日 1 次。

（2）用艾灸盒灸大肠俞穴，每次灸 10 分钟，每日 1 次。

（3）用艾灸盒灸天枢穴,每次灸 10~15 分钟,每日 1 次。

（4）温和灸关元穴,每穴灸 10~15 分钟,每日 1 次。

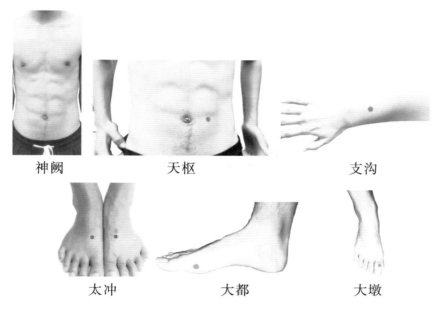

| 神阙 | 天枢 | 支沟 |

| 太冲 | 大都 | 大墩 |

图 2-15　便秘艾灸穴位

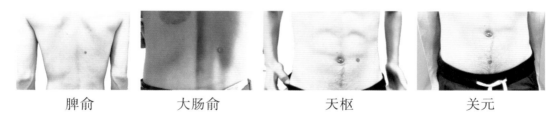

| 脾俞 | 大肠俞 | 天枢 | 关元 |

图 2-16　腹泻艾灸穴位

（九）落枕

【病因病症】见第一章第三节。

【艾灸方法】施灸穴位见图 2-17。

（1）用艾灸盒灸大椎穴,每次灸 10 分钟,每日 1 次。

（2）温和灸肩井穴,每次灸 10~15 分钟,每日 1 次。

（3）温和灸阳陵泉穴，每次灸 10~15 分钟，每日 1 次。

（4）温和灸悬钟穴、跗阳穴、申脉穴，每穴灸 10~15 分钟，每日 1 次。

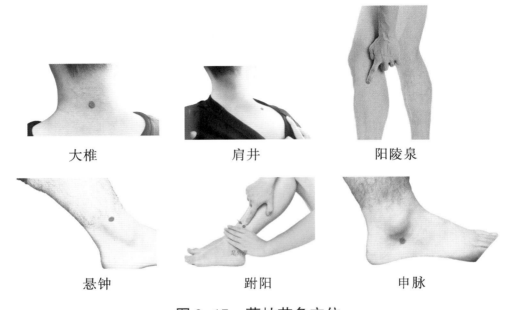

<table>
<tr><td>大椎</td><td>肩井</td><td>阳陵泉</td></tr>
<tr><td>悬钟</td><td>跗阳</td><td>申脉</td></tr>
</table>

图 2-17　落枕艾灸穴位

（十）慢性胃炎

【病因病症】慢性胃炎指不同病因引起的各种慢性胃黏膜炎性病变，是一种常见病，其发病率在各种胃病中居首位。中医认为此病多因长期饮食不节、精神刺激、情志不畅、外邪内侵、劳累受寒、气候变化等因素所致。多数患者有不同程度的消化不良、食欲减退、上腹部胀痛等症状，严重者会出现恶心、呕吐、呕血，大便呈黑色等症状。

【艾灸方法】施灸穴位见图 2-18。

（1）用艾灸盒灸脾俞穴、胃俞穴，每穴灸 15 分钟，每日 1~2 次。

（2）温和灸中脘穴、下脘穴，每穴灸20分钟，每日1~2次。

（3）用艾灸盒灸天枢穴，每次灸15分钟，每日1~2次。

（4）温和灸足三里穴，每次灸15~20分钟，每日1~2次。

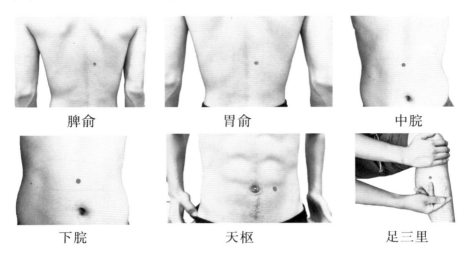

脾俞　　　　　　　　　胃俞　　　　　　　　　中脘

下脘　　　　　　　　　天枢　　　　　　　　　足三里

图2-18　慢性胃炎艾灸穴位

（十一）肩周炎

【病因病症】肩周炎全称是肩关节周围炎，是肩关节周围肌肉、肌腱、滑囊和关节囊等软组织的慢性无菌性炎症，可导致关节内外粘连，从而引起肩部疼痛及肩关节活动受限、强直的临床综合征。肩臂疼痛可以因外伤引起，也可能因受寒所致，这两种原因也可能导致整个肩臂活动受限的肩关节周围炎。这种病女性发病率高于男性，大多数发生在50岁左右，因此，它还有个比较形象的名字，叫作"五十肩"。属于中医学中"肩痹"的范畴，多因肝肾亏虚、气血虚弱，血不荣筋；或因外伤后遗，痰浊瘀阻，复感风寒湿之邪侵袭经络，致使气血凝滞不畅、瘀阻经脉所致。中医根据其发病原因、临床表现和发病年龄等特点，有"漏肩风""肩凝症""冻肩"之称。

疾病初期,以疼痛为主要表现,不仅仅是肩膀痛,连带整个手臂部的肌肉都会出现比较严重的疼痛,甚至连睡眠都会受到影响,不能侧身睡,手放哪个位置都不舒服。几乎所有患者都因为这种较重的疼痛而不敢活动手臂,不让痛手做任何工作,导致肩关节粘连。粘连后肩关节疼痛减轻,但手臂的活动范围却严重受限,不能前伸,不能上举,不能背手,严重者连自己的腰带也不能系,就连吃饭也只能用另一只手。

【艾灸方法】施灸穴位见图 2-19。

(1)回旋灸肩井穴、肩中俞穴、肩外俞穴、肩贞穴,每穴灸 20 分钟,每日 1 次。

(2)温和灸肩髎穴、肩髃穴,每穴灸 20 分钟,每日 1 次。连续灸 10 日为 1 个疗程。

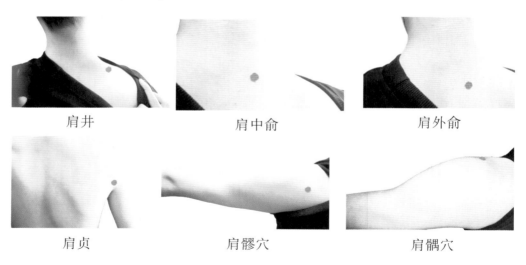

肩井　　　　　　肩中俞　　　　　　肩外俞

肩贞　　　　　　肩髎穴　　　　　　肩髃穴

图 2-19　肩周炎艾灸穴位

（十二）颈椎病

【病因病症】见第一章第三节。

【艾灸方法】施灸穴位见图 2-20。

（1）温和灸风池穴、风府穴，每穴灸 10~15 分钟，每日 1 次。

（2）温和灸肩井穴、天宗穴，每穴灸 10~15 分钟，每日 1 次。

（3）温和灸大椎穴，每次灸 10~15 分钟，每日 1 次。

（4）温和灸曲池穴，每次灸 10~15 分钟，每日 1 次。

（5）温和灸合谷穴，每次灸 10~15 分钟，每日 1 次。

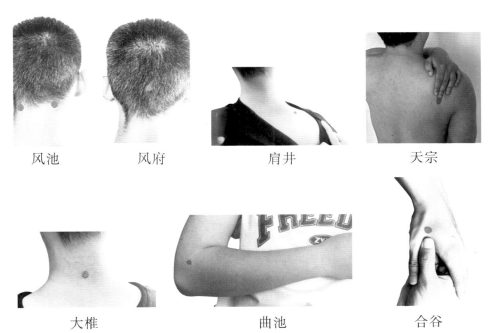

风池　　　　风府　　　　　　肩井　　　　　　　天宗

大椎　　　　　　　　曲池　　　　　　　合谷

图 2-20　颈椎病艾灸穴位

（十三）风湿性关节炎

【病因病症】风湿性关节炎是累及关节的风湿病,最常见于膝关节和踝关节,其次是肩、腕、肘关节。多与感染、受寒、潮湿、疲劳、外伤、内分泌紊乱有关。有急性和慢性两种:急性风湿性关节炎是风湿热的主要症状之一,临床表现为发热及膝、肘、踝、腕等大关节红、肿、热、痛,多为对称游走性,常在关节附近出现皮下结节、环形红斑;慢性风湿性关节炎多无急性发作的经过,关节外部无明显炎症现象,只有各大关节呈游走性或固定性的疼痛,阴雨天或受凉,疼痛加重。各关节常见先后受累,反复发作,局部出现红、肿、热、痛和功能障碍,属于中医学"痹症"的范畴。

【艾灸方法】施灸穴位见图 2-21。

(1)温和灸肩髎穴,每次灸 5 分钟,每日 1 次。

(2)温和灸曲池穴,每穴灸 5 分钟,每日 1 次。

(3)温和灸合谷穴,每次灸 5 分钟,每日 1 次。

(4)回旋灸膝眼穴,每穴灸 3~5 分钟,每日 1 次。

(5)温和灸昆仑穴,每次灸 5 分钟,每日 1 次。

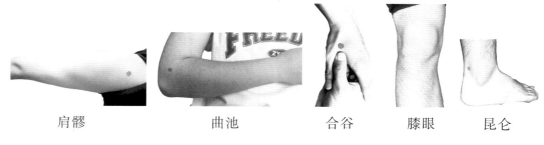

| 肩髎 | 曲池 | 合谷 | 膝眼 | 昆仑 |

图 2-21　风湿性关节炎艾灸穴位

（十四）腰肌劳损

【病因病症】腰肌劳损是腰部肌肉及其附着点的积累性损伤,引起局部慢性无菌性炎症,以腰部隐痛、反复发作、劳累后加重为主要临床表现的疾病。中医认为腰肌劳损与湿热、寒湿、瘀血、肝肾亏虚等证有关。

【**艾灸方法**】施灸穴位见图 2-22。

（1）温和灸命门穴，每穴灸 10~15 分钟，每日 1 次。

（2）用艾盒灸腰阳关穴、肾俞穴、志室穴，每穴灸 10~15 分钟，每日 1 次。

（3）温和灸委中穴，每次灸 10~15 分钟，每日 1 次。

（4）用艾盒灸腰背部阿是穴（病痛点），每次灸 15 分钟，每日 1 次。

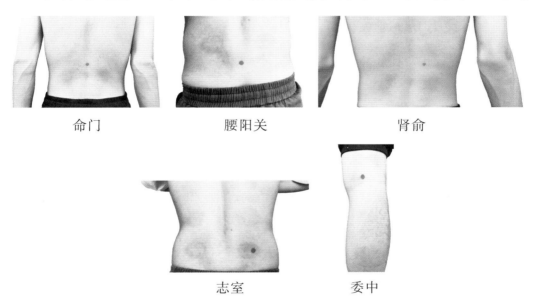

命门　　　　　　　　　腰阳关　　　　　　　　　肾俞

志室　　　　　　　委中

图 2-22　腰肌劳损艾灸穴位

（十五）足跟痛

【**病因病症**】足跟痛即由足跟骨质增生引起的症状，表现为足跟压痛，走路时脚跟不敢用力，有石硌、针刺的感觉，活动开后症状减轻。足跟骨质增生的形成多与足跟长时间负重和磨损有关。当足跟关节出现磨损后，人体会进行自动修复，即形成硬化与增生，从而造成足跟骨质增生。中医学认为，本病系年老肾虚、体质虚弱、肾阴阳俱亏，不能温煦和滋养足少阴肾经循行线路上的筋骨，跟骨失养,致劳损而发生疼痛,或因风、寒、湿邪侵袭,致气滞血瘀、经络受阻而发生疼痛。

足跟痛多见于中老年人。老年人足底结构发生退行性改变,轻者走路、久站才出现疼痛;重者足跟肿胀,不能站立和行走。或行走负重过多,行走距离及时间过长导致足跟部受到持续挤压,引起足跟疼痛症状。

【艾灸方法】施灸穴位见图 2-23。

(1)温和灸昆仑穴、仆参穴、申脉穴,每穴灸 15 分钟,每日 1 次或早晚各 1 次。

(2)温和灸照海穴、太溪穴,每穴灸 10 分钟,每日 1 次或早晚各 1 次。

(3)温和灸涌泉穴,每穴灸 15 分钟,每日 1 次或早晚各 1 次。7 日为 1 个疗程,可连续灸 3 个疗程。

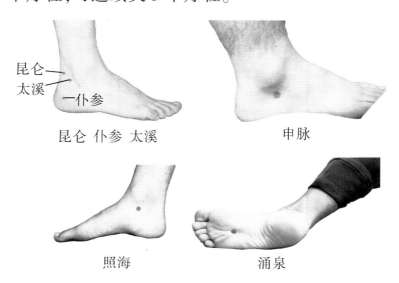

昆仑
太溪
一仆参

昆仑 仆参 太溪　　　　　申脉

照海　　　　　涌泉

图 2-23　足跟痛艾灸穴位

二、养生保健

（一）补身健体

肾为先天之本,在人体生长发育及生殖功能中发挥着重要的作用。肾气充盛,人体的阴阳气血才得以平衡。气血充盈,身体强健,则人的精、气、神俱佳。

【艾灸方法】施灸穴位见图 2-24。

（1）用艾灸盒灸命门穴,每次灸 10~20 分钟,隔日 1 次。

（2）隔姜灸神阙穴,每次灸 7~15 壮,每日 1 次。

（3）温和灸关元穴,每次灸 10~20 分钟,隔日 1 次。

（4）用艾灸罐灸涌泉穴,每次灸 15 分钟,每日 1 次。

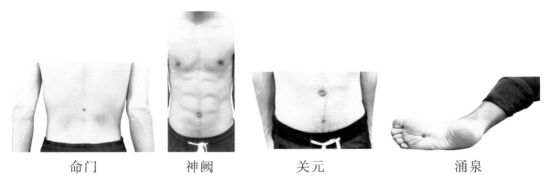

| 命门 | 神阙 | 关元 | 涌泉 |

图 2-24 补身健体艾灸穴位

（二）调理脾胃

脾胃是人体重要组成部分,在每个人的生活中,脾胃直接关系到我们是否有足够的能量来生活、工作。调理脾胃的根本是合理饮食,艾灸适当的穴位也可起到调理脾胃的作用。

【艾灸方法】施灸穴位见图 2-25。

（1）温和灸中脘穴，每次灸 10~15 分钟，每日 1 次。

（2）隔姜灸神阙穴，每次灸 5~10 壮，每日 1 次。

（3）温和灸合谷穴，每次灸 10~15 分钟，每日 1 次。

（4）温和灸足三里穴，每次灸 15~20 分钟，每日 1 次。

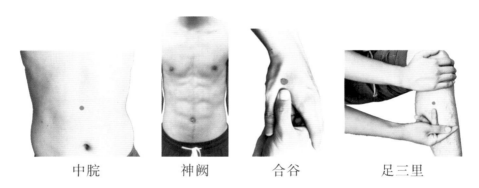

中脘　　　　神阙　　　　合谷　　　　足三里

图 2-25　调理脾胃艾灸穴位

三、儿童艾灸

（一）小儿肠胃调理

【病因病症】小儿肠胃不好是小儿消化及排便状况不佳的统称，主要表现为小儿不爱吃饭、消瘦、爱哭闹、大便稀溏等。小儿肠胃不好会影响营养物质的吸收，导致小儿生长发育迟缓，艾灸可以很好地改善小儿胃肠功能。

【艾灸方法】施灸穴位见图 2-26。

（1）温和灸身柱穴，每次灸 15 分钟，每日 1 次。

（2）温和灸中脘穴，每次灸 15~20 分钟，每日 1 次。

（3）隔姜灸神阙穴，每次灸 3～5 壮，每日 1 次。

（4）温和灸天枢穴，每次灸 15 分钟，每日 1 次。

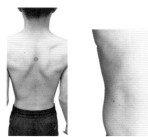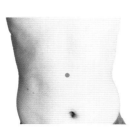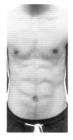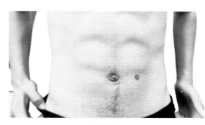

| 身柱 | 中脘 | 神阙 | 天枢 |

图 2-26　小儿肠胃调节艾灸穴位（以成人穴位为示范）

（二）小儿盗汗

【病因病症】小儿盗汗是以小儿入睡后出汗异常、醒后即止为特征的病症，艾灸对本病治疗效果很好。

【艾灸方法】施灸穴位见图 2-27。

（1）温和灸大椎穴，每次灸 15 分钟，每日 1 次。

（2）温和灸肺俞穴，每次灸 15 分钟，每日 1 次。

（3）回旋灸膏肓穴，每次灸 15 分钟，每日 1 次。

（4）温和灸足三里穴，每次灸 10～15 分钟，每日 1 次。10 日为 1 个疗程。

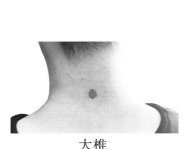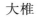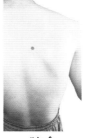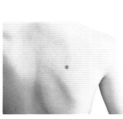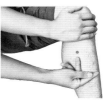

| 大椎 | 肺俞 | 膏肓 | 足三里 |

图 2-27　小儿盗汗艾灸穴位（以成人穴位为示范）

（三）小儿腹泻

【病因病症】小儿腹泻是指小儿由各种原因引起的,以排便次数增多、便质稀薄,甚至出现水样便、呕吐为主要症状的胃肠道病症。夏、秋季节为腹泻的高发期,夏季腹泻以细菌感染为主,秋季腹泻以病毒感染为主。

【艾灸方法】施灸穴位见图 2-28。

（1）温和灸大肠俞穴,每次灸 10~15 分钟,每日 1 次。

（2）温和灸中脘穴、下脘穴,每穴灸 5~10 分钟,每日 1 次。

（3）温和灸神阙穴、天枢穴,每穴灸 5~10 分钟,每日 1 次。

（4）温和灸关元穴、气海穴,每穴灸 5~10 分钟,每日 1 次。

（5）雀啄灸足三里穴、上巨虚穴、下巨虚穴,每穴灸 8~10 分钟,每日 1~2 次。3 日为 1 个疗程,直至腹泻停止。

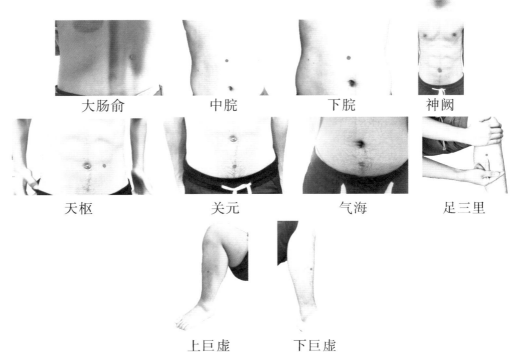

图 2-28　小儿腹泻艾灸穴位（以成人穴位为示范）

请把艾灸的情况记录下来吧(表2-1)！

表2-1 艾灸记录及评价

日期								
部位								
灸感								
灸量								
皮肤状况								
健康改善情况								

(吴俊晓)

第三章
拔罐技术

拔罐的作用

第一节　拔罐的基本知识

情景再现

　　李阿姨,66岁,右侧肩膀疼痛,不能大范围活动有半年左右。最近1个月每遇阴雨天疼痛加剧,晚上疼得睡不好觉,这让李阿姨非常苦恼。经医生推荐拔罐治疗1个疗程后,疼痛得到缓解,晚上也能安睡了,坚持治疗了1个月,症状基本消失了。不打针不吃药,拔罐疗法这么神奇吗?

一、拔罐的前世今生

　　拔罐疗法是中医文化和传统科学技术的宝贵遗产,历史悠久、源远流长,广泛流传于民间。拔罐疗法又名"火罐气""吸筒疗法",

古称"角法"。据考证,约公元前 3 世纪就已经出现了拔罐治疗疾病的方法。在长沙马王堆出土的《五十二病方》中就有了对于"角法"的记述。所谓角法,是用挖空的兽角来吸拔脓疮的外治方法。唐代王焘著的《外台秘要》,也曾介绍使用竹筒火罐来治病,可见我国晋、唐时代早已流行火罐了;同时,王焘还绘制了彩色经络穴位图《明堂孔穴图》,第一次将拔罐疗法同经穴联系在一起;清代赵学敏写的《本草纲目拾遗》、吴谦编修的《医宗金鉴·外科心法要诀》等对于我国火罐的产地、使用方法和适应证等介绍得更清楚。《本草纲目拾遗》中专列了"火气罐"一节,对火罐的形状、火罐的应用范围、火罐的出处、火罐的大小、火罐的适应证、火罐的使用方法等,都有了比较明确的记载。

隋唐时期,拔罐的工具有了很大改进,开始选用经过削制加工的竹罐来代替兽角。到了明代,拔罐疗法就已经成为重要的外治法之一了,主要用于吸拔脓血、治疗痈肿等。但是在吸拔的具体操作上,比之前的施术更加先进了,医者会将竹罐浸入中药进行煎熬,直至煮沸吸拔。所以,明代时竹罐又被称为药筒。至清代时,拔罐法就更加先进了,工具方面出现了陶土烧制成的陶罐,并正式提出了今天仍在沿用的"火罐"一词。而且拔罐的方法也有了较大的进步,目前仍常用的投火法就是从那时开始流传的。

拔罐疗法是人类医学领域的瑰宝,是我国古代劳动人民在长期的劳动实践和同疾病的斗争中,经过不断完善,逐渐积累起来一种行之有效的物理疗法,具有历史悠久、方法独特、简便安全、适用广泛、疗效稳定、设备简单的特点。拔罐疗法以中医脏腑、经络、气血等理论为基础,采用"内病外治"的方法,达到防病治病的目的。故有"扎针拔罐子,病去一半子"的美誉。

如今,随着人们物质生活水平的提高,大家更加关心自己的健康,而拔罐这种传统、自然的物理疗法更受大众的喜爱。现在,拔罐疗法已经在传统的火罐、筒罐的基础上大胆创新,出现了磁疗拔罐、药物拔罐、红外拔罐等,同时,随着社会的不断进步与发展,拔罐疗法也不断进步,更加便于操作,疗效也更加显著。

二、拔罐的作用

(一) 疏通经络

《黄帝内经》载,"通则不痛,痛则不通"。对于经络而言,疾患的生成就在一个"通"字。中医认为,经络气血通达则人体健康;若阴阳失调、邪正相争,经络之气亦随之逆乱,气血运行被阻,则可发生各种疾病。人体的组织器官保持协调统一,是一个有机的整体,因而疏通经络就可以使人体各个脏腑得到温养濡润,身体功能发挥其正常作用。拔罐就是利用相应病所(如阿是穴),使阻塞的穴位、经络得以开通,气血得以通达。因此,利用拔罐疏通经络,可以对颈椎病、肩周炎、腰腿痛等患者施治。

(二) 行气活血

拔罐疗法通过将罐吸附于肌表,使经络通畅,气血通达,化散淤血,消除凝滞固塞,全身气血通达无碍,局部疼痛得以减轻或消失。这一点在现代医学研究中得到了证实:拔罐可使局部皮肤充血、毛细血管扩张,增强局部血液供应而改善全身血液循环。因此通过拔罐,可以调整机体气血、阴阳平衡,从而使机体处于正常状态,疾病自然就会消失。

（三）解表祛邪

皮肤是机体暴露于外的最表浅部分,直接接触外界,且对外界气候变化起到适应和防卫作用。拔罐通过局部吸附作用,使局部皮肤出现毛孔开泄、发汗,有利于散表邪,排泄体内代谢废物,从而达到祛除邪气、保卫机体、提高免疫功能的目的。

（四）扶正固本

人体气机顺畅了,气血来往各安其所,自然整个身体就会运转有常,机体正气自然便可安康。反之,则会出现气机横逆的现象,那么,体内"纷争四起",或气行狂飙,或凝滞不前,就会令人元气大伤。从现代医学角度来看,拔罐可使吸附部位毛细血管破裂,出现自身溶血现象,随即产生一种类组胺的物质,随体液周流全身,刺激全身组织器官,增强其功能活力,提高机体免疫力,治疗疾病,保健强身。

三、认识"罐家族"

罐具的种类很多,有兽角罐、竹罐、陶罐、金属罐、玻璃罐、塑胶罐、抽气罐、代用罐等。目前临床最常用的为竹罐、玻璃罐、真空抽气罐等,很多医疗器械店及药店有售。

（一）角罐

1. 材料与制作

用牛角或羊角加工制成,用于吸吮排气。如牛角罐是截下牛角,去除其中的角质,制成空筒,用锯在角顶尖端实心处锯去尖顶,截断面为罐口,将罐口打磨光滑即可用,此为最早的罐具(图 3-1)。

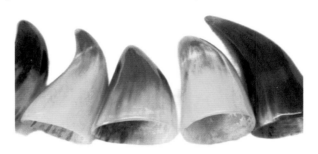

图 3-1　角罐

2. 优点

吸附力强、易操作且经久耐用,在牧区曾广泛应用。

3. 缺点

罐体不透明、不易观察;不适宜高温消毒。因动物犄角不易收集而很少应用。

（二）竹罐

1. 材料与制作

随排气方法不同,选材、制作有些区别。竹制"火罐"因用火力排气,须选取质地坚实的老竹子,经得起火烤而不变形、不漏气;竹制"水罐",因要用水或药液煮罐,要选择尚未成熟但也不青嫩的质地坚实的竹子制作。取坚固无损的细毛竹,截成长 6~9 厘米的竹管,一端留节为底,另一端作罐口,用刀刮去青皮及内膜,制成形如腰鼓的圆筒。管壁的厚度为0.2~0.5厘米，口径约为3厘米、4.5厘米、6厘米不等。用砂纸抛光，使罐口平整光滑(图3-2)。

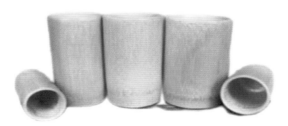

图 3-2 竹罐

2. 优点

轻巧、价廉、不易跌碎、可吸收药液,且制作简便、便于携带。

3. 缺点

干燥后易爆裂漏气。不透明,难以观察罐内皮肤反应。

(三) 陶罐

1. 材料与制作

以陶土为材料制成不同规格的罐体,再涂上黑釉或黄釉,经窑里烧制而成。罐的两端较小,中间略向外凸出;状如瓷鼓,底平;口径大小不一,口径小者较短,口径大者略长(图3-3)。

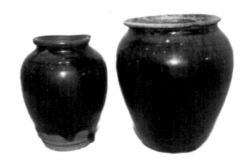

图 3-3 陶罐

2. 优点

里外光滑,吸拔力大,消毒也方便。

3. 缺点

质地较重,容易摔碎损坏,无法观察罐内皮肤变化。

（四）玻璃罐

1. 材料与制作

用耐热质硬的透明玻璃加工制成,形状如笆斗,肚大口小,罐口边缘微厚而略向外翻。按罐口直径及内腔大小,分为不同型号(图3-4)。

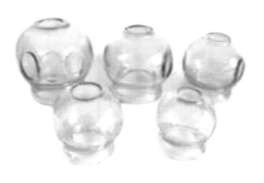

图3-4　玻璃罐

2. 优点

罐口光滑、质地透明,使用时可直接观察局部皮肤的变化,便于掌握留罐时间。临床应用较普遍,多用于火力排气法,特别适用于走罐、闪罐、刺络拔罐及留针拔罐。

3. 缺点

导热较快,易烫伤,容易破碎。

（五）抽气罐

1. 材料与制作

用小药瓶、有机玻璃或透明的工程树脂材料制成,利用机械抽气原理使罐体内形成负压,进而吸附于选定部皮肤上。如用有机玻璃式透明工程塑料做成负压罐,在罐尾有一个特制的活塞,它可将罐内的空气抽出,使罐内产生负压,达到治疗疾病的目的(图3-5)。应用较多的有真空抽气罐、电动抽气罐和自制注射器抽气罐。

2. 优点

（1）罐口尺寸多样，适应人体各个不同部位，尤其是小部位和关节附近。

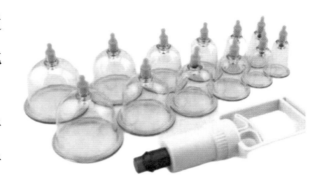

图 3-5　抽气罐

（2）罐体透明，易于观察罐内皮肤变化，便于实施针罐、药罐、血罐等手法。

（3）罐内负压可大可小，可根据患者的体质情况和病情随时调整，便于掌握拔罐时间。

（4）无烫伤之忧，较传统意义上的火罐使用更安全，操作更简便，且坚韧耐用，易清洗消毒，是目前较普及的新型拔罐器，可用于个人和家庭的自我医疗保健。

3. 缺点

无火罐的温热刺激效应，不能移动罐。

（六）橡胶罐

1. 材料与制作

用具有良好伸缩性能的耐热塑料、橡胶压制而成。口径大小不一，形状因临床需要各异。多用挤压法，将罐具置于特定部位，用力在罐底压下，排出罐内空气，松手后即可吸附在体表（图3-6）。

2. 优点

消毒便利，不易破损，携带轻便，操作简单安全，可用于腕、踝、膝关节处和凹凸不平等特殊部位拔罐。留罐期间，不影响活动和功能训练。

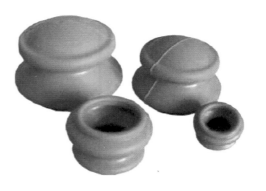

图 3-6　橡胶罐

3. 缺点

缺点是负压吸附力不够强，无温热感觉，只能用于固定部位治疗，不能施行其他手法，不能高温消毒。

（七）复合罐具

随着科学技术的发展，拔罐疗法与现代科技相结合产生协同或增效作用。罐具配用治疗仪者越来越多，如刺血罐、电热罐、磁疗罐、红外线罐、紫外线罐、激光罐等，这种复合罐具扩大了治疗范围，具有相应的治疗作用(图 3-7)。

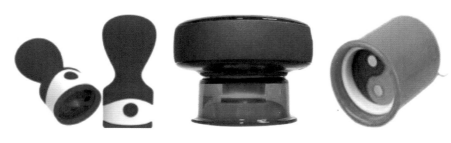

图 3-7　复合罐具

四、拔罐辅助材料

拔罐辅助材料见表3-1。

表3-1 拔罐辅助材料

材料	选材	作用
燃料	选用95%酒精,家庭可以选用高度数白酒	点燃薄纸置于玻璃罐中,可替代火源
润滑剂	选用凡士林、液状石蜡、蓖麻油,或药性油剂红花油、松节按摩乳等作为润滑剂,家庭可以选用食用油或水	提高密接度,增加罐口吸力,提高走罐效果,保护皮肤
消毒清洁用品	75%酒精、脱脂棉球、无菌辅料、医用胶条、甲紫溶液、烫伤药膏等	清洁消毒、预防感染
针具	毫针、三棱针、圆利针、梅花针、艾条等	配合治疗、增强疗效

第二节 拔罐技术操作方法

一、做好准备

1. 环境准备

拔罐时需要充分暴露皮肤,因此环境需要安静、整洁、空气新鲜、光线充足、温度适宜,酌情准备被单、毛毯等。

2. 自我评估

没有出血病史或出血倾向、能耐受温热和吸拔的力度,施罐部位皮肤完整没有破损。排空大小便。拔罐时应有人守护,如果施罐过程中出现头昏、眼花、恶心、颜面苍白、心慌、出汗等不适现象,应及时停止。

3. 选罐

在拔罐前,首先应当根据病情轻重、患部面积大小及皮肤的弹性选择合适的罐具。一般而言,中、小口径的玻璃罐具在拔罐中最常用。检查罐具的边缘是否光滑,有无破损,并用酒精对边缘处进行消毒。天气寒冷的季节,拔罐前应当先用火烘烤罐底,使罐体及罐口变得温热,罐具的温度以略高于体温为宜。

4. 选择体位

拔罐时的体位与治疗效果密切相关。在拔罐时,应根据拔罐部位选择适宜的体位。其原则是:一要充分暴露治疗部位;二要使患者舒适持久;三要方便操作。注意治疗过程中不要活动和变动体位,防止罐体脱落,以平和舒缓的心态接受治疗。拔罐时常用的体位有以下几种。

(1)仰卧位:自然平躺于床上,双上肢或平放于体侧,或屈曲搭于腹侧,下肢自然分开,膝下可垫以软枕。此体位适用于头面、胸腹、上肢内(外)侧、下肢前侧及内(外)侧部位的拔罐治疗。

(2)俯卧位:自然俯卧床上,颏下可垫以软枕(也可不垫),踝关节下也可垫以软枕。此体位适用于项、背、腰、臀及双下肢后侧的拔罐治疗。

（3）侧卧位：自然侧卧于床，双下肢屈曲，上面的前臂下可垫以软枕。此体位适用于颈、肩、肋、髋、膝及上下肢外侧的拔罐治疗。

（4）坐位：坐于床上或椅子上，暴露背部及颈部。此体位有利于吸拔颈、肩、腰背、上下肢及膝部等部位。

5. 擦洗消毒

用消毒用品对需要拔罐的部位进行清洁，擦去汗水、油脂及护肤品等，以增强罐口的稳定性；如果需要拔罐的部位皮下脂肪较少，最好用消过毒的湿毛巾擦拭，以防漏气和烫伤；如果拔罐部位有汗毛，应当预先剃去，然后再涂上适量的凡士林。

二、操作方法

拔罐是绿色的治疗方法，基本没有副作用，使用规范的拔罐、起罐方法，效果自然好。

（一）拔罐方法

1. 闪罐法（视频 3-1）

视频 3-1 闪罐法

（1）适用范围：外感风寒、肌肉痿软、皮肤麻木、功能减退的虚弱病及脑卒中后遗症等。由于此法不会在皮肤上留下瘀斑，故较适合于面部施罐。

（2）操作要点：用镊子夹住 95% 酒精棉球，点燃后送入罐底，立即抽出，将罐吸于患者患处，随即将罐取下。反复操作，直至皮肤潮红发紫出现痧点为止。这种反复的牵拉、松弛，使皮肤血液反复灌注、输布、再灌注,从而改善了血液循环,对神经和血管有一定刺激作用。将选好的部位显露出来,根据需要拔罐的部位,选择大小适宜的罐具,顺手(或左或右手)执罐按不同燃火方法扣上。拔罐动作须稳、准、快。

(3)注意事项:闪罐操作时,应注意闪火入罐时要快,快速送入罐底。火切不可在罐口停留太久,以免罐口太热而烫伤皮肤。如果反复闪罐,罐体温度过热,应换另一个罐继续操作。

2. 留罐法(视频3-2)

视频3-2　留罐法

(1)适用范围:留罐法是临床常用的拔罐方法,适用于常见的一般病症。

(2)操作要点:罐吸附在应拔部位后留置一定时间,因此又称坐罐法。留罐时间一般为5~20分钟,在留罐期间,亦可结合提按、摇动等手法来增强刺激,提高疗效。

(3)注意事项:罐大吸拔力强的应适当减少留罐时间;夏季及肌肤瘠薄处,或配合其他热疗的,留罐时间不宜过长,以免损伤皮肤;非必要不宜延长留罐时间,以免拔破皮肤或起水疱。

3. 走罐法(视频3-3)

视频3-3　走罐法

(1)适用范围:走罐适合于面积较大、肌肉丰厚的部位,如腹背、腰臀、大腿等处,用于经络气血不通、脏腑功能失调、风寒湿邪侵袭、肌肤麻木酸痛等病证。背部走罐是目前临床应用最普遍的走罐疗法,可治疗许多疾病,如感冒、发热、咳嗽、消化不良、厌食、腹泻等,亦可治疗腰背部软组织疾病,以及痤疮、目赤肿痛、睑腺炎(麦粒肿)、口腔溃疡等五官病症。尤其是当走罐之后,那些隐而不现的病理反应点皆呈现出来,再施以针罐或刺络拔罐法等,对久治不愈的病症,如气管炎、肺炎、哮喘、慢性肠炎、原发性高血压、盆腔炎、痤疮、湿疹等有良好疗效。

(2)操作要点:走罐法又称为推罐、拉罐、行罐等。走罐宜使用口壁较厚且光滑无破损的玻璃罐或有机玻璃罐。在要走罐的皮肤上涂一些润滑油脂,将罐吸附于肌肤后,用手握住罐体,根据病情需要和走罐部位的解剖结构,进行向上、下、左、右或圆周方向的往返推拉移动(一般背、腰、四肢部宜上下移动,胸部应按肋骨走行方向左右移动,腹部可旋转移动),直至走罐部位皮肤潮红、充血,甚至瘀血。需加大刺激时,可以在推拉旋转的过程中对罐具进行提、按,也可稍推拉或旋转,反复多次。

(3)注意事项:当罐具吸住之后,要立即进行推拉或旋转移动,不能先试探是否吸住,否则推拉时就难以移动,在推拉、旋转几次之后,才能停歇。走罐法操作时,推拉旋转的速度不宜过快,如过快易导致疼痛,每次推拉移动的距离不宜过长,推拉至皮肤呈潮红、深红或起丹痧点为止。

4.药罐法

(1)适用范围:此法将拔罐与中药疗法结合在一起,发挥罐与药的双重作用,又有温热作用,多用于风寒湿痹证,如感冒、咳嗽、哮喘、慢性胃炎、消化不良等。例如,风寒湿痹证可选用祛风活血药物,如羌活、独活、当归、红花、木瓜、川乌、草乌、防风、当归、甘草各 10 克,清水 5 000 毫升煮沸备用。外感病:选用薄荷、桑叶、紫苏、菊花、连翘、银花、防风、牛蒡子、陈皮、杏仁、甘草各 10 克,清水5 000 毫升煮沸备用。

（2）操作要点:用纱布将中药材包好,放入砂锅内,加入适量的水煎煮。煎沸后,将竹罐或木罐放入煮 3～5 分钟,再将罐夹出,迅速用干净的干毛巾捂住罐口,以使其吸取药液,降低罐口温度,保持罐内的温度。然后,趁热迅速将罐扣在患处或穴位上,手持罐稍加压按约半分钟,使之吸牢即可。

（3）注意事项:操作时要熟练,否则可致吸力不足。

5. 其他拔罐法

（1）针罐法:此法在相关穴位上实施操作,能起到针刺和拔罐相结合的双重效果,常用于比较顽固的病痛,如风湿痹痛、陈旧性筋骨损伤、坐骨神经痛、腰椎间盘突出症等。

（2）刺络拔罐法:是刺血与拔罐相结合的一种临床常用的治疗方法,俗称"血罐法"。刺络拔罐疗法偏泻的特性,能促进瘀血或水肿的排出,达到祛瘀生新、泻除毒邪、通经活络的目的。适用于病程短、症状较重的实证型患者,如中风、昏迷、中暑、高热、头痛、目赤咽痛、急性腰扭伤、风湿痛、丹毒、皮肤瘙痒、感染性热病、高血压（实证型）等。

（3）其他各类拔罐法。灸罐法:艾灸与拔罐结合的方法。刮痧罐法:刮痧和拔罐配合使用的治疗方法。按摩罐法:将按摩手法与拔罐有机结合的治疗方法。温罐法:在留罐的同时,在治疗的部位上加用红外线、周林频谱仪、全科治疗仪等照射,既可提高疗效,又防止患者受凉。温罐法兼拔罐和热疗的双重作用,多用于寒潮季节或有虚寒、寒湿的病症。

拔罐过程中,应注意询问患者的感觉,并仔细观察罐内皮肤隆起程度及皮色变化。留罐期间,应为患者加盖衣被,但也要注意温度不宜过高,以免诱发罐内出现不必要的水疱。

（二）起罐法（视频 3-4）

视频 3-4　起罐法

1. 起罐方法

起罐时,一手轻按火罐,使之向一侧倾斜,另一只手以食指按住对侧罐口的皮肤,使罐口与皮肤间形成空隙,待空气进入,负压消失,火罐自行脱落。起罐切不可硬拉或旋转火罐,以免损伤皮肤。如拔罐器配有自动起罐装置,起罐时,提拉气芯,让空气进入拔罐器使之脱落。治疗全部结束后,应休息 5~10 分钟,避免风寒,以确保疗效。

2. 起罐后的局部处理

(1)起罐后,局部皮肤若出现水蒸气,可用棉球擦干。皮肤下出现的紫红斑点属正常反应,无须特别处理。

(2)拔出脓、血者,应用无菌棉球清洗干净,碘附局部消毒,并覆盖创可贴或输液贴;局部出现较大水疱者,以无菌针头刺破水疱下缘,放出渗出液。涂以碘附,必要时覆盖无菌纱布,防止感染。

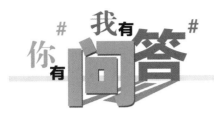

问题 1:留罐时间是越长越好吗?

答:不少人认为拔火罐的时间越长,效果就更加显著,甚至还有人认为,要拔出水疱才能体现出拔火罐的效果,这些观念都是错误的。拔罐时负压的大小和留罐时间共同对机体造成影响。如果在负压很大的情况下,拔罐时间过长,就可能会出现水疱,这样不但伤害皮肤,还可能导致皮肤感染。

问题 2:同一位置可以反复拔罐吗?

答:很多人认为,如果身体某个部位不舒服,拔火罐时多次拔相同的地方就可以产生很好的效果。其实这样会对皮肤造成伤害。因此,建议拔火罐的时候可以拔多个位置,既可降低损伤概率又能达到最佳效果。

问题 3:拔罐会有不良反应吗?

答:拔罐后觉得局部有牵拉发胀感,或感到发热、发紧、凉气外出、温暖、舒适等,这些都是正常现象。起罐、走罐后,治疗部位出现潮红、紫红色疹点等,均属拔罐疗法的治疗效应,数天后,可自行恢复,无须做任何处理。拔罐过程中若出现面色苍白、出冷汗、头晕目眩、心慌、恶心呕吐、四肢发冷等症状,此为晕罐,应立即停止拔罐,让患者平卧,取头低脚高体位,饮温开水或糖水,休息片刻,多能好转。晕罐严重者,应点掐百会、人中、内关、涌泉、足三里、中冲等穴位,或艾灸百会、气海、关元、涌泉等穴位,必要时及时送医治疗。

问题 4:拔罐后可以马上洗澡吗?

答:很多人喜欢在拔完火罐后就立刻洗澡,认为在拔完火罐后洗个澡更加舒适,这样做是错误的。因为拔罐后的皮肤处于一种被轻微损伤的状态,非常脆弱,此时洗澡很容易导致皮肤破裂、发炎。而如果洗冷水澡的话,由于皮肤毛孔处于张开的状态,很容易受凉。所以拔罐后一定不能马上洗澡。

问题 5:什么情况下不能拔罐?

答:皮肤有过敏、溃疡、水肿及大血管分布部位,不宜拔罐。高热抽搐者,以及孕妇的腹部、腰骶部位,不可拔罐。醉酒、过饥、过饱、过劳、过渴者,不宜拔罐。五官、前后阴、乳头、肚脐、心脏搏动处、毛发多的地方不宜拔罐。身体虚弱者不适合拔火罐。因为身体虚弱者体内阳气不足,拔火罐会使阳气更加不足,进而破坏自身的阴阳平衡。所以身体虚弱者尽量不要拔火罐。紫癜、血小板减少症、白血病、血友病等凝血功能差的患者不宜拔罐。

问题 6:拔罐后不同罐印代表什么?

答:拔罐后局部皮肤无明显皮色变化,触之发凉,多有虚寒病症;如拔罐时间过长,罐斑有水疱,说明患者体液较多,或因感受潮湿致病;水疱色血红、黑红,表明久病血瘀夹湿邪;如身体发热,罐斑深红、紫黑、青斑或有丹痧,说明患者有瘀血;如罐斑高出皮肤,说明有风寒证;如罐斑微痒或有纹理,说明有风证。以上罐斑表现需要结合病史及四诊判断,不可过于牵强。

第三节　拔罐技术在老年常见病中的应用

一、治疗康复

（一）颈椎病

【病因病症】见第一章第三节。

【选穴】颈部夹脊穴、压痛点、大椎、肩井、天宗、曲池、手三里、外关（图3-8）。

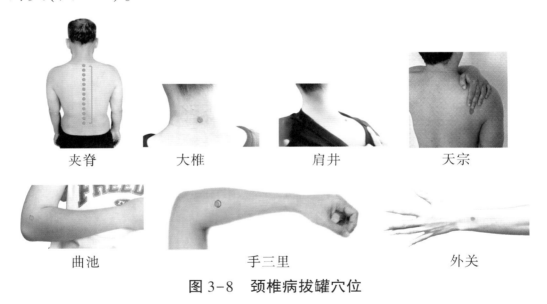

| 夹脊 | 大椎 | 肩井 | 天宗 |

| 曲池 | 手三里 | 外关 |

图3-8　颈椎病拔罐穴位

【拔罐方法】

1. 留罐法

坐位或俯卧位。若颈痛,拔颈部夹脊穴、大椎、压痛点;若肩背痛加拔肩井、天宗穴;若上肢麻痛,加拔曲池、手三里、外关穴。留罐10~15分钟。每日治疗1次,10次为1个疗程。

2. 针罐法

根据颈椎病类型及疼痛部位,先针刺上述穴位,然后选择大小适中的火罐,再在相应的麻木疼痛部位拔罐,留罐10~15分钟。

3. 走罐法

坐位或俯卧位,在颈部涂上适量的按摩乳或油膏,选择大小适宜的火罐,用闪罐法将罐吸拔于颈部夹脊穴,然后沿颈部脊柱两旁,上下来回走罐数次,直至局部皮肤潮红。

4. 药罐法

也可单纯采用药罐法,即用艾叶、防风、杜仲、麻黄、木瓜、川椒、穿山甲(鳖甲代之)、土鳖虫、羌活、独活、苍术、苏木、红花、桃仁、透骨草、千年健、海桐皮各10克,乳香、没药各5克,水煎煮罐(竹罐)5~10分钟,用镊子夹出竹罐,甩去药液,迅速用干毛巾捂住罐口,趁热立即将竹罐扣于上述穴位上。留罐10~20分钟,直至皮肤出现瘀血现象为止。每日或隔日治疗1次,5次为1个疗程。

生活中还需注意:①睡眠时枕头高低适中,一般仰卧时枕头要低,侧卧时枕头要稍高,以保持颈部轻度过伸位,恢复脊柱的生理曲度。②注意颈肩部保暖,避免感受风寒,加重病情。③中老年人要做到劳逸结合,不能长期低头,多做颈部的活动,并学会颈部的自我按摩。④平时加强颈部肌肉的功能锻炼。

（二）肩周炎

【病因病症】见第二章第三节。

【选穴】肩前、肩髃、肩贞、天宗、阳陵泉（图 3-9）。

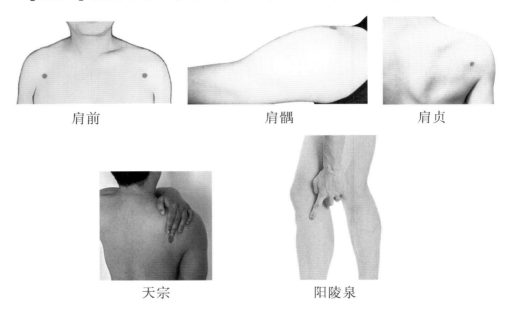

肩前　　　　　　　　　肩髃　　　　　　　　　肩贞

天宗　　　　　　　　　阳陵泉

图 3-9　肩周炎拔罐穴位

【拔罐方法】可拔药罐（桂枝、红花各 6 克，苍术、乌梢蛇各 9 克，羌活、独活、木瓜、威灵仙各 10 克，乳香、没药各 5 克），水煎 20 分钟，取药液煮罐或贮罐 20 分钟。局部畏寒者可加温和灸 5～10 分钟。结束后进行肩部运动，由慢到快，不宜用力过猛。每日 1 次，5 次为 1 个疗程。

（三）耳鸣

【病因病症】耳鸣是指耳部或头部的一种声音感觉，但外界并无相应的声源存在，是多种耳科疾病的症状之一，伴随症状有头昏、失眠、全身乏力、烦躁易怒等。

【**选穴**】听宫、听会、翳风、肾俞、命门、少泽、中渚、足三里、太冲（图3-10）。

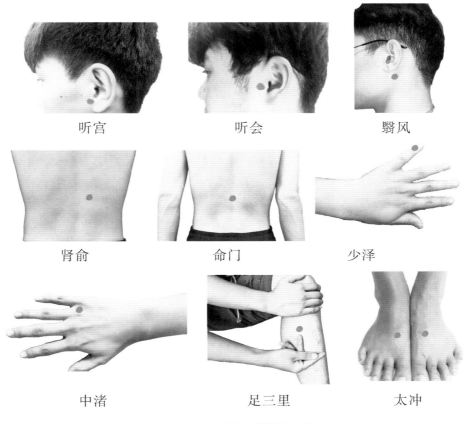

听宫　　　　　　　　听会　　　　　　　　翳风

肾俞　　　　　　　　命门　　　　　　　　少泽

中渚　　　　　　　　足三里　　　　　　　太冲

图3-10　耳鸣拔罐穴位

【**拔罐方法**】取上穴,以单纯火罐法吸拔穴位,留罐10分钟,隔日1次。

另外,经常出现耳鸣的人要注意避免接触强烈的噪声,要放松心情。长时间的噪声接触会导致耳鸣,应减少噪声源或佩戴防护耳罩、耳塞等保护耳鸣患者的听力。注意不要长时间、大音量使用耳机。长期处于精神高度紧张和在身体疲劳状态时也容易使耳鸣加重。适当放松情绪,转移对耳鸣的注意力都是有益的。

（四）便秘

【病因病症】见第一章第三节。

【选穴】腰背部督脉及膀胱经行线（图3-11）。

【拔罐方法】梅花针叩刺后行走罐法。梅花针叩刺：患者俯卧位,充分暴露腰背部,用梅花针从上至下循督脉及膀胱经左右两侧线反复叩刺2~3遍（重点叩刺腰骶部两侧）,使局部皮肤微红。走罐:用液状石蜡作为润滑剂,取中号玻璃火罐,用闪罐法将火罐吸附在大椎穴处,然后紧握罐体,依次沿督脉及膀胱经两侧线反复上下推移2~3次,至该处皮肤潮红或紫红为度。每隔2~3日治疗1次,10次为1个疗程。

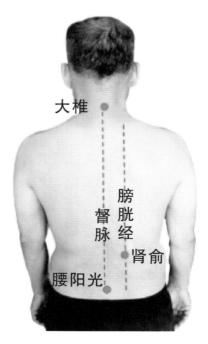

图3-11　便秘拔罐经络

（五）足跟痛

【病因病症】见第二章第三节。

【选穴】患侧涌泉、昆仑、太溪、照海、承山穴，或小腿下段后侧压痛点（图3-12）。

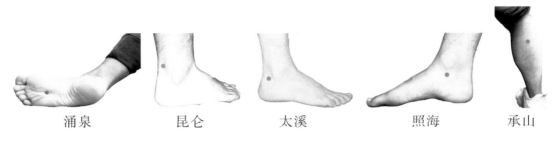

| 涌泉 | 昆仑 | 太溪 | 照海 | 承山 |

图3-12　足跟痛拔罐穴位

【拔罐方法】取上穴，采用涂药罐法或刺络罐法、皮肤针罐法。留罐10~15分钟，每日或隔日1次。首先在穴位处涂以风湿油、红花油或补肾活血的药液，然后在穴位上吸拔。施术后，以川芎细末装入与足跟相应大小的薄布袋内，药厚约2毫米，缝上袋口，然后再将药袋缚系足跟痛点上，走路、睡眠时也不要解除，每2日换药1次。生活中宜穿软底鞋或在鞋内放置海绵垫，每天热敷或用温水浸足。

二、养生保健

（一）健脾和胃

脾胃为"水谷之海"，是气血生化之源。人们吃的食物由胃来消化，而其中的营养物质却靠脾来运化。因此脾胃功能正常才能气血旺盛，所以，用拔罐疗法健脾和胃，能达到强身健体的功效。

【选穴】脾俞、胃俞、中脘、章门、阳陵泉、三阴交、足三里（图 3-13）。

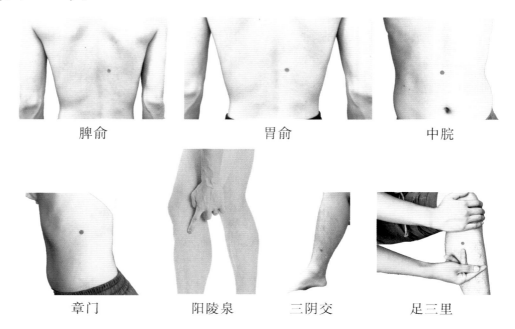

脾俞　　　　　　　　胃俞　　　　　　　　中脘

章门　　　　阳陵泉　　　三阴交　　　足三里

图 3-13　健脾和胃拔罐穴位

【拔罐方法】用真空罐或火罐，每次选拔 2~3 穴，隔 2~3 日 1 次，吸拔 10~15 分钟，1 个月为 1 个疗程。

（二）益智健脑

大脑为人体的中枢，人人都希望经常保持大脑清醒、睿智。选择适当的经穴，用拔罐疗法进行健脑对经常用脑的人大有裨益，还可预防阿尔兹海默症。

【选穴】太阳、心俞、肝俞、肾俞、内关、足三里、三阴交（图 3-14）。

【拔罐方法】用真空罐或火罐，每次选取 2~3 穴，吸拔 10~15 分钟，每周做 3 次，1 个月为 1 个疗程。

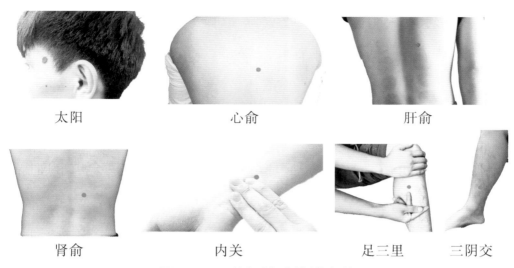

| 太阳 | 心俞 | 肝俞 |

| 肾俞 | 内关 | 足三里　三阴交 |

图 3-14　益智健脑拔罐穴位

（三）强身健体

人人期盼拥有一个健康的身体,要想达到此目的,必须经常进行保健。实践证明,在保健穴位上进行拔罐,可以增强免疫功能,达到强身健体的目的。

【选穴】中脘、膏肓、命门、足三里、手三里(图 3-15)。

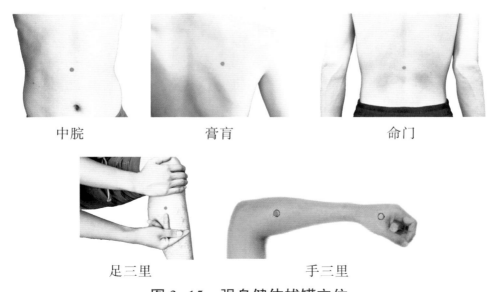

| 中脘 | 膏肓 | 命门 |

| 足三里 | 手三里 |

图 3-15　强身健体拔罐穴位

【**拔罐方法**】用真空罐或火罐,每次吸拔 2～3 穴,留罐 10～15 分钟。隔日 1 次,1 个月为 1 个疗程。也可按摩或指压上述穴位。

(四) 安神助眠

保持精神状态良好可减轻心脏的压力,对心脏这个重要器官保养有帮助,而在心功能增强时可以提供动力,维持全身的血液循环,对健康有促进效果。良好的睡眠对身体脑力与体力均有促进恢复的作用,可以保存能量、促进代谢产物的排泄、增强免疫功能、增强学习和记忆,同时可以预防阿尔兹海默症。

一般情况下老年人每天需要 6～8 小时的睡眠时间。午饭后可以午休 30 分钟左右,但是白天不要睡觉时间过长,以免影响晚上休息。生活也应有规律,晚餐不宜吃得过饱,睡前不吸烟,不喝茶和咖啡;争取每天在固定的时间起床、就寝,睡前用温水泡脚或洗个热水澡,会使人感到身心放松,易于入睡。

【**选穴**】心俞、肝俞、脾俞、胃俞、神门、三阴交(图 3-16)。

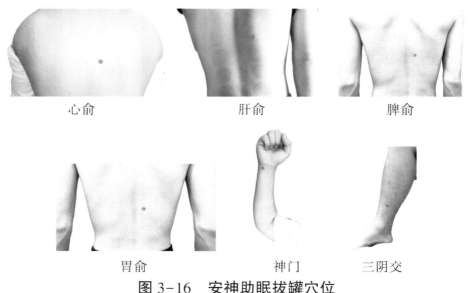

心俞　　　　　　　　肝俞　　　　　　　　脾俞

胃俞　　　　　　　神门　　　　三阴交

图 3-16　安神助眠拔罐穴位

【拔罐方法】

1. 针罐法

侧卧位,先针刺神门、三阴交穴,然后用闪罐法将大小适中的火罐吸拔于心俞、脾俞、胃俞、肝俞穴,留罐 20 分钟。每日治疗 1 次,10 次为 1 个疗程。

2. 走罐法

俯卧位,在背部涂上适量的按摩乳或油膏,选择大小适宜的玻璃罐或竹罐,用闪罐法将罐吸拔于背部,然后来回走罐数次,走罐时手法宜轻,直至局部皮肤潮红。再将火罐吸拔于心俞穴,留罐 10 分钟。

请把拔罐的情况记录下来吧(表 3-2)!

表 3-2　拔罐记录及评价

日 期							
部 位							
罐 法							
留罐时间							
皮肤状况							
健康改善情况							

(郭晓萱)

第四章
穴位敷贴技术

穴位敷贴的治疗作用

第一节　穴位敷贴的基本知识

✒ **情景再现**

孙阿姨,60岁,患慢性支气管炎多年。最近看到电视上宣传的三伏贴治疗慢性支气管炎有疗效,就从网上购买了贴敷药物,让老伴给自己贴在背上。孙阿姨的小女儿看见了,告诉孙阿姨要仔细看看使用方法,贴敷的位置、使用的时间都很重要。

一、穴位敷贴的前世今生

敷贴疗法在我国有着悠久的历史,早在原始社会时期,人类就开始用树叶、草茎之类贴敷伤口,后来逐渐发现有些植物贴敷能减轻疼痛和止血,甚至可加速创伤的愈合,从而产生了敷贴疗法。

《五十二病方》是马王堆出土的帛方,全书现存的283方中,就有敷贴方，是记载敷贴疗法的最早史料。

《黄帝内经》中也有外敷治疗疾病的方法，《灵枢·痈疽》指出："发于腋下赤坚者，名曰米疽，治之以砭石，欲细而长，疏砭之，涂以豕膏，六日已。"

晋代外敷疗法已成熟，广泛应用于治疗各种疾病，《肘后备急方》中有详细记载："治寒热诸病。""临发时，捣大附子、下筛，以苦酒和之，涂背上。""葛氏疗痈发数十处方：取牛矢烧捣末，以鸡子白和涂之，干复易，神效。"

宋代的《太平圣惠方》有"治疗腰脚风痹冷痛有风，川乌头 3 分去皮脐，为散，涂帛贴，须臾即止"的记述。

明代的李时珍在《本草纲目》中记载了许多敷贴疗法，其中以吴茱萸贴足心治疗口舌生疮，至今仍在沿用。

清代的吴尚先广泛搜集、整理前人的经验，在《理瀹骈文》中载有外敷方药近 200 首，涉及内、外、妇、儿、五官等科病症。

新中国成立以后，中医学呈现出崭新的面貌，敷贴疗法也获得了蓬勃发展。尤其是近年来，随着高科技领域的不断发展，经广大医务工作者的挖掘、整理、总结、改进和完善，敷贴疗法发展更迅速（图 4-1）。

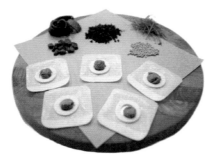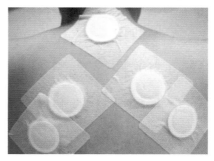

图 4-1　敷贴剂与敷贴疗法

穴位敷贴疗法发展至今,已经成为一套较完善、全面的治疗方法,它是历代医家智慧的融合,也是几千年来中华民族文明的结晶。

二、认识穴位敷贴

穴位敷贴疗法是中医常用的临床外治方法之一。它是将各种不同的药物制成鲜药泥剂、药汁剂、药液剂、水膏剂、醋膏剂、酒膏剂、油膏剂等,贴敷于患部或一定的穴位上,通过药力作用于肌表,内传于经络、气血、脏腑及局部病灶,从而达到治疗疾病的一种方法。敷贴疗法广泛运用于临床各科,如内科、外科、骨科、皮肤科、妇科、儿科等。本法操作简单,取材方便,费用低廉,安全无痛苦,是值得推广、普及的一种外治的方法。

三、穴位敷贴的治疗作用

敷贴疗法是通过药力作用于肌表,内传经络、气血、脏腑,达到祛邪扶正、疏畅气机、活血化瘀、调理脏腑之目的。因此,此法不仅用于治疗局部病变,而且广泛用于治疗全身性疾病,在临床各科治疗中占有重要地位。

敷贴药物的性能、气味、厚薄、归经及药理作用,是敷贴疗效是否确切的重要环节。敷贴药物常以性味峻烈的猛药,或以新鲜采集、未加炮制、气味俱厚的生药,或以气味芬芳、性善窜透的香药掺入各种敷贴药中,能够快速地发挥药理作用。

敷贴药物可直接作用于体表穴位或表面病灶,使局部血管扩张,加速血液循环,起到活血化瘀、清热拔毒、消肿止痛、止血生肌、消炎排脓、改善周围组织营养的作用。还可使药性通过皮毛腠理由表入里,或通过刺激穴位,以疏通经络,循经络传至脏腑,以祛湿散寒,调节脏腑气血阴阳,补虚泻实,扶正祛邪,从而达到治愈全身疾病的目的。

穴位敷贴疗法作用直接,适应证广,简单易学,取材广泛,无痛无创,成本低廉,疗效确切,老幼皆宜,且无毒副作用,"可与内治并行,而能补内治之不及",内病外治,轻松一贴,祛除百病,为广大畏针怕痛患者带来了福音。

第二节 穴位敷贴技术操作方法

一、做好准备

(1)对敷贴患者进行辨证评估,根据临床症状及既往史、药物过敏史、体质状况评估是否适合敷贴。

(2)根据不同疾病,需要选择不同穴位敷贴,比如神阙、关元及背部穴位。

(3)清洁敷贴部位皮肤。

操作前自我评估:

病史_____

_____

过敏史_____

_____

二、制备和使用方法

将药物制剂直接敷贴在肌表,使药力发挥作用。

（一）鲜药泥剂

将新采集的鲜生药,用水洗净后,切碎放入碓臼中,用碓槌反复捣击,将药物捣烂为泥状制剂,涂于敷布。

1. 应用方法

敷于一定的部位、穴位或患处,外盖油纸、纱布,胶布固定,药干后更换新药。

2. 制剂特点

制作方法简便,药量增减易于掌握,制剂呈泥状。由于药易变质,一般要现用现制。

3. 制剂功效

具有消肿、泻热、拔毒的功效。

（二）鲜药汁剂

将新采集的鲜生药,洗净后切碎,放入碓臼中捣烂为药泥状后,将药泥倒在纱布上,用纱布将药泥裹紧进行挤压,使药汁从药泥里排出,盛于器具内,而制成药汁剂。

1. 应用方法

将纱布或脱脂棉在鲜药汁里浸泡后,用浸过的纱布或脱脂棉敷于一定的部位、穴位或患处,外盖油纸或塑料薄膜,胶布固定。

2. 制剂特点

制作方法简单,应用方便。制剂呈液体状。药汁易变质,应现用现制。

3. 制剂功效

具有治疗肿毒、损伤等功效。

（三）药液剂

将药物放于锅内,以加水浸没药料为度,用文火煎煮后去渣取液,而制成药液剂。

1. 应用方法

将纱布或脱脂棉在药液里浸泡后,用浸过的纱布或脱脂棉敷于一定的部位、穴位或患处,外盖油纸或塑料薄膜,胶布固定。

2. 制剂特点

制作方法简便,应用方便。制剂呈液体状。

3. 制剂功效

具有消肿祛炎、止痒、保护创面的作用。

（四）药糊剂

将药物研成细末,在药粉末里加上调剂(如:水、油、酒、醋、蜜、茶等)调和均匀制成糊状,或用鲜药汁与面粉调成糊状,而制成糊剂。

1. 应用方法

涂敷于一定的部位、穴位或患处,外盖油纸、纱布或塑料薄膜,胶布固定。

2. 制剂特点

制作方法简单,应用方便。制剂呈糊状。以水为调剂的称为水糊膏;以油为调剂的称为油糊膏;以酒为调剂的称为酒糊膏;以醋为调剂的称为醋糊膏;以蜜为调剂的称为蜜糊膏;以茶为调剂的称为茶糊膏。

3. 制剂功效

具有消炎止痒、吸水、保护创面等作用。对热证、肿毒、损伤等疗效显著,有健肤活络、消肿泻热的功效。

(五) 药膏剂

药膏剂是一种硬糊剂。将药粉直接和油脂类(如:猪油、羊油、松脂、麻油、黄白蜡、蛋清、饴糖、凡士林等)调和均匀,制成硬糊状,而成为膏剂。

1. 应用方法

将药膏摊于棉垫或桑皮纸上,贴于一定的部位、穴位或患处,胶布固定。

2. 制剂特点

制剂柔软、滑润,穿透性强,涂展性好,对皮肤无刺激;制剂呈半固体状,统称油膏。

3. 制剂功效

临床使用广泛,多用于干燥肥厚性皮肤病及小面积湿润的创面。

（六）膏药

膏药古称为薄贴，是将药粉配合香油、黄丹或蜂蜡等基质炼制而成硬膏，再将药膏摊涂在一定规格的布、皮、桑皮纸等上而成(图4-2)。市场上有各种成品膏药。

图4-2 膏药

1. 应用方法

将膏药烤软，然后进行搓揉，将四周药料调抹至厚薄匀称后，贴于一定的部位、穴位或患处。

2. 制剂特点

遇温则化且有黏性，能粘贴在患处，应用方便，药效持久，便于收藏携带，经济节约。

3. 制剂功效

膏药由较多的药物组成，适合治疗多种疾病。

三、敷贴后处理

（1）穴位敷贴时很多人都会选用比较有刺激性的药物，贴上去以后要特别注意，时间不宜过长，以微微发红为度，千万不要贴得时间太长，以免起水疱，甚至溃烂。

（2）穴位敷贴以后，可能会有很多药物残留，清洗时要非常注意，最好用清水清洗，千万不要用汽油、肥皂等比较有刺激性的化学产品清洗。

（3）敷贴后尽量以清淡饮食为主。

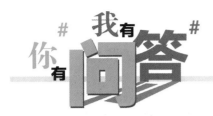

问题1：使用敷贴时，局部是否需要消毒？

答：所贴部位、穴位或患处，要严格消毒，注意药膏的软硬度或敷贴物的温度，破口处可先用过氧化氢-生理盐水洗净脓血，拭干后再进行敷贴。在患处或红肿部位及有关部位、穴位、窍穴处敷贴时，先用75%酒精消毒后再敷贴。

问题2：敷贴时应当注意什么？

答：药物敷贴脐部时，应把脐部擦洗干净后再敷贴。用膏贴时，温度不可过热，刺激性大的药物或有脐病、脐部感染者禁用。

使用膏剂敷贴时，应防药膏因干燥而造成皮肤裂伤，进而引起疼痛或溃烂。若为硬膏，贴前应将膏药微烤后再贴。注意温度要适当，避免过凉粘贴不牢和过热烫伤皮肤。

在热敷时，要注意温度不宜过高，以免烫伤皮肤，出现其他意外；过低则影响疗效。

穴位敷贴时，敷贴的穴位不宜过多，每穴药量宜小，敷贴面积不宜过大，时间不宜过久，以免引起其他不良反应。

问题3：患处过敏怎么办？

答：患处因敷贴而发生水疱、溃烂，可将敷贴物取下，涂以碘附溶液。大的水疱应以消毒针挑破，流尽液体，再涂碘附；破溃的水疱应涂以消炎软膏，外用无菌纱布包扎，以防感染。

问题4：敷贴时，对环境有要求吗？

答：注意保暖，预防受凉。本法一般在室内进行，冷天或严寒季节进行敷贴时，室内宜加温，或覆盖衣被保温。

敷贴药物后，要覆盖固定，以防脱落或药物流失。

问题5：敷贴时，对时间有什么要求？

答：不同敷贴要求的时间不同，冰敷、热敷时间不宜过长。如冰敷、热敷一般在20分钟左右；药物敷多为4~6小时；小儿皮肤薄嫩，不宜使用刺激性过强的药物，敷药时间不宜过长。

问题6：如何正确掌握敷贴对象？

答：对皮肤破损及药物过敏体质者，不宜使用药物敷贴。治疗中出现不良反应，如疼痛、变态反应、病情加重等现象，应立即撤去药物。对某些病情凶险、来势急骤、证候复杂的危重患者，或对某些一时难以确诊者，不要盲目用药物敷贴，以免延误治疗。

第三节　穴位敷贴技术在老年常见病中的应用

一、治疗康复

（一）感冒

【病因病症】见第一章第三节。

【敷贴方法】治疗感冒有以下几种特效的敷贴方法。

1. 丁香葱泥膏敷手心

用于治疗风寒感冒初期。

处方:胡椒 7 粒,丁香 7 粒,葱白 1 段。

用法:将胡椒、丁香研末,以葱白捣成葱泥,再将药末与葱泥混合,敷于两手心,合掌夹于两大腿间,盖被卧床休息。每日 1 次,每次 30~60 分钟,1~3 日为 1 个疗程。

2. 姜汁白芷糊敷太阳穴

用于治疗风寒感冒初期的轻症。

处方:白芷 6 克,生姜适量。

用法:将白芷研末,生姜榨取汁,以姜汁调白芷末,调成糊状,涂敷于太阳穴,每日数次,每次 15~30 分钟,1~3 日为 1 个疗程。

3. 姜橘葱泥包敷痛处

用于治疗全身关节酸痛的风寒感冒。

处方:橘子叶、老姜、葱白各等份。

用法:将上药用酒炒热,前两味研成细末,葱白捣成泥,药末葱泥混匀用布包敷于痛处。每日数次,每次 30~60 分钟,1~3 日为 1 个疗程。

4. 银翘散敷神阙穴

用于治疗风热感冒。

处方:银花 4 克,连翘 4 克,桔梗 2.4 克,荆芥 1.6 克,薄荷 2.4 克,牛蒡子 2.4 克,淡豆豉 2 克,甘草 2 克,竹叶 1.6 克。

用法:将上药共研细末过筛,取药粉适量,纱布包裹,敷于神阙穴,包扎固定。每次敷药 4~6 小时,每日 2 次,3~4 日为 1 个疗程。

5. 伤寒通治膏贴膻中穴(图4-3)

用于治疗四时感冒。

处方:麻黄(去节)120 克,柴胡 30 克,当归 30 克,党参 30 克,赤芍 120 克,甘草 120 克,朱砂 15 克,雄黄 15 克。

用法:将上药用麻油熬,黄

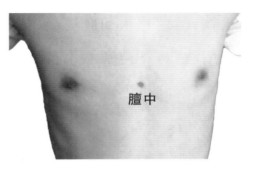

图 4-3 治疗四时感冒贴穴

丹收膏,冷却备用。用时蒸软贴膻中穴处。每次 4~6 小时,每日 2 次,3 日为 1 个疗程。

6. 泽兰泥膏贴太阳、大椎、涌泉穴

用于预防和治疗流行性感冒。

处方:水泽兰叶 15 克,黄皮果树叶 15 克,鱼腥草 15 克,生姜 10 克,大蒜 10 克,葱白 10 克。

用法:上药鲜用,共捣成泥状,分别贴于大椎、太阳、涌泉穴(图4-4),盖以纱布,胶布固定。每次 4~6 小时,每日 1 次,1~3 日为 1 个疗程。一般用药 1 次,待汗微出即愈。

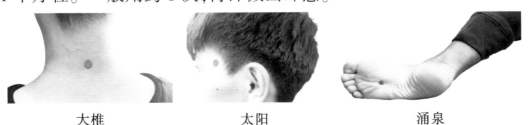

大椎　　　　　　　太阳　　　　　　　涌泉

图 4-4 预防和治疗流行性感冒贴穴

7. 芭蕉盐泥膏敷巨阙、中庭穴

用于治疗感冒发热。

处方:芭蕉根 500 克,食盐 30 克。

用法:将鲜芭蕉根和食盐共捣烂成为泥膏,用纱布包裹,敷于巨阙穴、中庭(图4-5)。干后更换新药,直至体温降至正常为止。

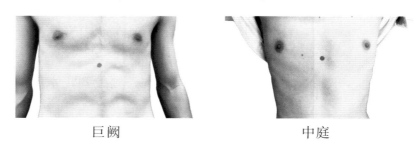

巨阙   中庭

图 4-5　治疗感冒发热贴穴

8. 菖蒲瓜蒌泥饼贴上、中脘二穴

用于治疗感冒而形成的结胸、心下硬满疼痛、手不可近者。

处方:水菖蒲 120 克,生姜 100 克,全瓜蒌 1 枚,食盐 60 克。

用法:将上药捣成泥状,制成直径 4 厘米左右的圆饼,放笼上蒸热,将药饼贴于上脘、中脘二穴(图4-6),另用麦麸炒热,布包放于药饼上熨之。一般用药 1 次,腹内有响声即愈。

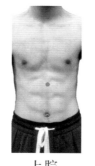 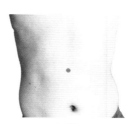

上脘   中脘

图 4-6　感冒结胸贴穴

（二）支气管炎

【病因病症】支气管炎是由气管和支气管受病毒或细菌的感染而引起的,也可因物理性、化学性因素如毒气、烟雾、灰尘、寒冷空气等刺激引起发病,或是由于某些传染病所产生的并发症。急性支气管炎常与感冒、流感等同时发生,主要症状是咳嗽,较重的患者可有发热、无力、胸骨压痛、胸闷、气促等症状。急性支气管炎如反复发作可变成慢性支气管炎。本病属于中医学的"咳嗽"范畴。

【敷贴方法】治疗支气管炎有以下几种特效的敷贴方法。

1.冰片油纸贴膻中穴

用于治疗支气管炎。

处方:冰片3克,凡士林适量。

用法:将冰片研成细末,用等量凡士林调匀,涂在油纸上,贴于膻中穴,用纱布固定并持续热敷。每12小时换药1次,5~10日为1个疗程。

2.瓜蒌贝母膏贴大杼等穴

用于治疗痰热咳嗽。

处方:瓜蒌1个,青黛15克,贝母50克。

用法:将上药共研细末,以蜂蜜调成膏,分别摊贴于大杼、肺俞、后溪等穴(图4-7),纱布包扎。每日1换,3~5日为1个疗程。

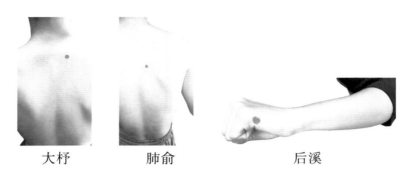

| 大杼 | 肺俞 | 后溪 |

图 4-7　支气管炎贴大杼等穴

3. 麻黄细辛散敷脐

用于治疗风寒咳嗽。

处方:麻黄 5 克,白芥子 5 克,肉桂 5 克,细辛 3 克,半夏 3 克,丁香 0.5 克。

用法:将上药共研成细末,先将脐部以 75% 酒精消毒后,取药末纳入脐内,盖以纱布,胶布固定。每日一换,直到病愈。

4. 茱萸肉桂敷脐

用于治疗肺虚寒所致痰湿咳嗽。

处方:吴茱萸 15 克,肉桂 30 克,丁香 15 克,冰片 1 克。

用法:将上药共研成细末,装入有色瓶内密封备用。北方患者于白露节后,南方患者于寒露节后,取药粉适量填入脐中,以脐满为度,外用胶布或伤湿止痛膏贴封。2~3 日一换,10 次为 1 个疗程。

5. 青黛贝母膏贴肺俞等穴

用于治疗久咳、热嗽、干咳、虚痨咳嗽。

处方:贝母 50 克,青黛 15 克,瓜蒌 1 枚,蜂蜜 120 克。

用法:先将贝母、青黛合碾为末,再将瓜蒌捣烂。放蜂蜜入锅内加热,除去浮沫,入以上药末,调和如膏。用时将膏贴在大杼、肺俞、后溪穴(图4-8)上盖以纱布胶布固定。每日1换,3~5日为1个疗程。

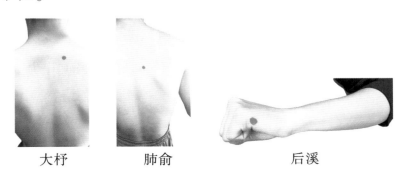

大杼　　　　肺俞　　　　　　后溪

图4-8　支气管炎贴肺俞等穴

（三）支气管哮喘

【病因病症】支气管哮喘是一种常见的发作性的呼吸道过敏性疾病,主要是因某种或某些致敏性因素的作用,使患者气道的"高敏反应性"增强,气道发生痉挛,同时分泌物增加、黏膜肿胀、气道狭窄,最终导致呼气性通气障碍。多由气候、化学物质、食物、精神、内分泌或内在炎症等原因的刺激引起支气管痉挛,而出现的阵发性喘息性呼吸困难。本病属于中医学的"哮证""喘证""痰饮"的范畴。主要是由宿痰内伏于肺,复加外感、饮食、情绪、劳倦等因素引发,使痰阻气道,肺气上逆所致。患者常先有喷嚏、咽喉发痒、胸闷等先兆症状,发作时胸闷、出汗、喉鸣、呼吸困难、不能仰卧、张口抬肩,经数分钟至数小时后喘息缓解,继而咳出大量黏痰。个别患者哮喘剧烈发作持续24小时以上,则为哮喘持续状态,必须及时救治。

【敷贴方法】治疗支气管哮喘有以下几种特效的敷贴方法。

1. 止喘膏贴大椎等穴

用于治疗痰声辘辘,喘息抬肩的哮喘。

处方:白芥子 90 克,轻粉 10 克,白芷 30 克,蜂蜜适量。

用法:先将白芥子、白芷研末,再将轻粉研为细末,与上药末混合,加入蜂蜜炼去浮沫调和,软硬适度,制成如硬币大小的圆饼。先用净布蘸浓姜汁用力擦大椎、风门、定喘穴(图 4-9)至极热时,将药饼烘热,贴于穴位上,用布包扎固定,饼凉,烘热再贴。每饼可贴 3 日,6 日为 1 个疗程。

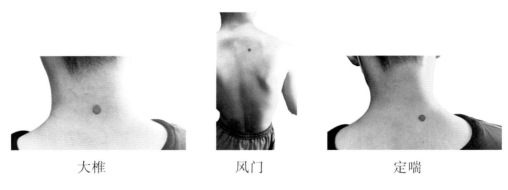

| 大椎 | 风门 | 定喘 |

图 4-9　止喘贴穴

2. 桑皮杏仁泥饼贴华盖等穴

用于治疗热喘。

处方:桑皮 10 克,杏仁 10 克,生石膏 30 克,黄芩 10 克。

用法:上药共研成细末,过筛用凉开水调成糊状制成直径为2~3 厘米的药饼 6 个,分别贴于华盖、膻中、膈俞、肺俞穴(图4-10),包扎固定。每次贴 4~6 小时,每日 1 次,10 日为 1 个疗程。

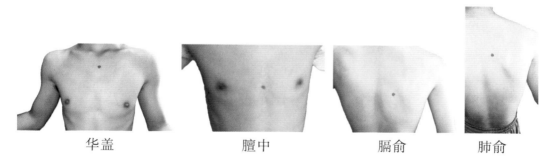

华盖　　　　　膻中　　　　　膈俞　　　　　肺俞

图 4-10　治疗热喘贴穴

3. 芫花桃皮汁敷定喘、膻中穴

用于治疗面红气粗的肺热哮喘。

处方:芫花 100 克,桃皮 80 克。

用法:将上药加水煎浓汁,用纱布浸药汁敷于定喘、膻中穴(图 4-11),干后更换,不可间断。二穴轮换渍溻,每次 4~5 小时,每天 1 次。

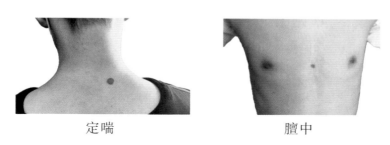

定喘　　　　　　　　　膻中

图 4-11　治疗肺热哮喘贴穴

4. 毛茛泥膏敷大椎穴

用于治疗哮喘急性发作。

处方:鲜毛茛适量。

用法:将上药捣烂如泥,取如黄豆大毛茛泥膏,敷贴在大椎穴或后颈窝处,加以纱布覆盖,胶布固定。每次 6~8 小时,隔 3~4 日贴 1 次。

（四）胃 痛

【病因病症】见第二章第三节。

【敷贴方法】治疗胃痛有以下几种特效的敷贴方法。

1. 山栀子糊膏敷痛处

用于治疗胃热型胃脘痛。

处方：山栀子4份，生姜1份。

用法：将山栀子和生姜捣碎研烂，加白酒调成糊状，取适量敷于疼痛部位，每日1换，3~5日为1个疗程。

2. 姜附湿敷胃脘部

用于治疗虚寒性胃痛。

处方：鲜姜30克，香附15克。

用法：将生姜捣烂，香附研成细粉，装入茶杯或保温杯中，冲入开水，搅匀，用毛巾蘸药汁敷在胃脘部。每次20~30分钟，每日2次，3~5日为1个疗程。

3. 郁金糊膏敷胃脘部

用于治疗肝气犯胃，饮食积滞引起的胃痛。

处方：大黄、玄明粉、栀子、香附、郁金各30克，滑石60克，甘草、黄芩各15克。

用法：上药共研为细末，姜汁调成糊状，敷在胃脘痛处。

4. 生附巴戟膏贴中脘

用于治疗十二指肠溃疡。

处方:生附子、巴戟天、炮姜、炒茴香各30克,官桂21克,党参、白术、吴茱萸、炒白芍、白茯苓、良姜、甘草各15克,木香、丁香各12克,沉香末9克,麝香1克。

用法:将前14味药研末,把麻油热沸后入药末炸枯,兑入麝香、沉香搅匀成膏。用时温化趁热贴于中脘或脾俞穴,3日换药1次。

（五）头晕

【病因病症】头晕是一种症状,常见于成年人。多由高血压、贫血、神经衰弱等病引起。自觉头晕脑胀、身体不稳等。

【敷贴方法】治疗头晕有以下几种特效的敷贴方法。

1. 伤湿止痛膏贴脐

用于预防晕车晕船。

处方:伤湿止痛膏1贴。

用法:乘车或乘船前用伤湿止痛膏封贴脐孔。

2. 酒芥子饼贴百会等穴

用于治疗耳源性眩晕。

处方:白芥子、酒各适量。

用法:将白芥子研细末,每次取3克用酒调成药饼贴于百会、翳风穴。有恶心或呕吐者配内关、足三里穴。每日换药 1~2 次,直至病情缓解。

3. 桃仁杏仁糊敷足

用于治疗高血压性眩晕。

处方:上药共捣烂,加一个鸡蛋清调成糊状。分 3 次用。每晚睡前敷贴于足心涌泉穴,晨起除去。每夜 1 次,每次敷一足,两足交替敷贴,6 次为 1 个疗程。

4. 茱萸龙胆糊敷神阙穴

用于治疗肝阳上亢型眩晕。

处方:吴茱萸(胆汁拌制)100 克,龙胆草 50 克,硫黄 20 克,朱砂 15 克,明矾 30 克,小蓟根汁适量。

用法:先将前五味药粉碎为末,过筛后加入小蓟根汁调和成糊,敷于神阙及双侧涌泉穴。每次用 10~15 克,上盖纱布,胶布固定。2 日换药 1 次,1 个月为 1 个疗程。

(六)胆囊炎

【病因病症】胆囊炎有急、慢性之分。可以是原发性的,即不伴有胆囊结石;也可以是继发的,即继胆囊管阻塞和细菌侵袭而引起的胆囊炎症,临床特征为右上腹阵发性绞痛,伴有明显的腹肌强直性触痛。慢性胆囊炎常为急性胆囊炎的后遗症,或因胆固醇的代谢紊乱而引起,可伴有或不伴有胆囊结石,常有上腹部不适和消化不良,时或伴有急性发作。相当于中医学的"肋痛""结胸""黄疸"等范畴。

【敷贴方法】治疗胆囊炎有以下几种特效的敷贴方法。

1. 鲜麻菜汤热敷痛处

用于治疗肋痛。

处方:鲜麻菜 1 棵。

用法:上药切碎,煎汤,以纱布浸药液,趁热湿敷痛处。每日 3~4 次,每次 20 分钟。

2. 三棱莪术膏贴痛处

用于治疗胆囊炎所致肋痛。

处方:三棱 12 克,莪术 10 克。

用法:上药共研细末,用凡士林调拌成膏状贴在痛处。

3. 穿山甲乳香膏敷脐

用于治疗各类肋痛。

处方:穿山甲(鳖甲代之)末 100 克,乳香、没药醇浸液 70 毫升。

用法:将穿山甲末喷入乳香、没药醇浸液内烘干,再研细,再加鸡矢藤挥发油 0.5 毫升,冰片少许。每次用 0.2 克食醋调成膏,再用纱布裹之敷脐上。5~7 日换药 1 次。

（七）尿频

【病因病症】尿频是指小便次数增多,每日 10 次以上。

【敷贴方法】治疗尿频有以下几种特效的敷贴方法。

1. 丁香肉桂膏敷神阙穴

用于治疗尿频。

处方:丁香、肉桂各等份。

用法:上药共研细末,黄酒或水调成膏,敷于神阙穴(图4-12),纱布覆盖,胶布固定。每日1次,5次为1个疗程。

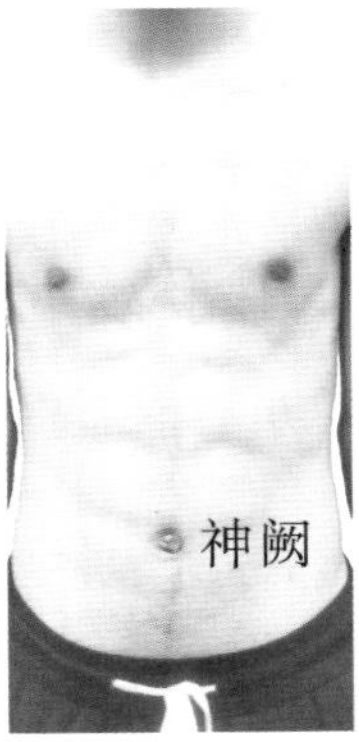

2.芥子肉桂泥膏敷膀胱等穴

用于治疗尿频。

处方:白芥子10克,肉桂、细辛各8克,冰片12克,葱、姜、大蒜各适量。

图4-12 治疗尿频贴神阙穴

用法:前四味药共研为细末,后三味捣成泥状,拌入药粉,取药混敷于膀胱俞、肾俞、三阴交、涌泉穴上(图4-13),纱布覆盖,胶布固定。6~8小时取下,每日或隔日1次,1周为1个疗程。

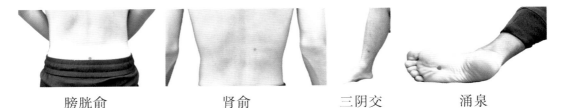

膀胱俞　　　　　肾俞　　　　　三阴交　　　　涌泉

图4-13 治疗尿频贴膀胱等穴

(八)头痛

【病因病症】见第二章第三节。

【敷贴方法】治疗一般头痛有以下几种特效的敷贴方法。

1.决明子膏敷太阳穴

用于治疗头痛。

处方:决明子6克。

用法:上药研末,用浓茶水调匀,贴太阳穴。

2. 乳香麻仁泥膏贴太阳穴

用于治疗头额疼痛。

处方:乳香、蓖麻仁各等份。

用法:上药捣烂制成饼状,贴太阳穴。

3. 杏仁麻黄泥膏贴太阳穴

用于治疗风寒头痛。

处方:麻黄(去节)、杏仁各等份。

用法:上药捣烂如泥,贴太阳穴。

4. 斑蝥末贴痛处

用于治疗剧烈头痛。

处方:斑蝥(去头、足)3~5 个。

用法:上药研末布包,贴痛处,起疱后用针刺破,使水流出。

5. 白砒藤黄糊丸敷太阳等穴

用于治疗偏头痛。

处方:白砒、藤黄、斑蝥、红娘子各等份。

用法:上药研末,加水为丸,如梧桐子大,将 1 丸放膏药中间,另用 1 张膏药将药丸合入粘住,用针刺数孔放太阳、列缺穴上(图4-14),胶布固定,每日 1 换,5 日为 1 个疗程。

6. 石沙糊敷前额

用于治疗风热头痛。

处方:蚕沙 15 克,生石膏 30 克,醋适量。

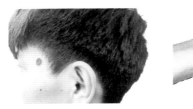
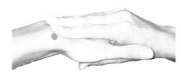

太阳　　　　　　　　　　　列缺

图 4－14　治疗偏头痛贴穴

用法：上药共为细末,用醋调为糊状,敷于前额。每日 1 次,3~5 次为 1 个疗程。

7.二活膏贴太阳等穴

用于治疗头痛遇风加剧者。

处方：羌活、独活各 45 克,赤芍 30 克,白芷 20 克,石菖蒲 18 克,葱头 5 棵。

用法：上药混合粉碎过筛,以葱头加水煎浓汁,入药末调成膏。取药膏贴在太阳、风池、风府穴上(图 4－15)。胶布固定,每日一换。

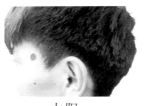
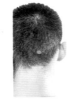
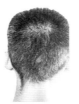

太阳　　　　　　风池　　　　　风府

图 4－15　治疗头痛遇风加剧贴穴

8.川乌醋糊敷太阳等穴

用于治疗风寒头痛,服药无效者。

处方：川乌 30 克。

用法：上药研为末,醋调成糊,敷于太阳、风府穴(图 4－16)。

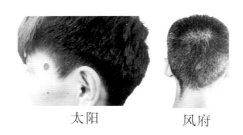

太阳　　　　　　　　　风府

图 4-16　治疗风寒头痛贴穴

9.附子地龙膏敷于两眼角

用于治疗头痛鼻塞、头目不利。

处方:附子 1 枚,地龙 1 分。

用法:上药研为末,以生姜汁调成膏状,敷于两眼角。

（九）失眠

【病因病症】见第二章第三节。

【敷贴方法】治疗失眠有以下几种特效的敷贴方法。

1.朱砂末贴涌泉穴

用于治疗失眠。

处方:朱砂 3~5 克。

用法:将上药研为末,用纱布一块,上涂少许浆糊,撒上药末,外敷于涌泉穴,胶布固定。

2.吴茱萸醋糊敷涌泉穴

用于治疗失眠。

处方:吴茱萸 9 克,米醋适量。

用法:吴茱萸研成细末,米醋调成糊状,敷于两足涌泉穴,盖以纱布,胶布固定。

3.珍珠层粉敷脐

用于治疗失眠。

处方:珍珠层粉、丹参、粉硫黄、粉冰片各等量。

用法:取上药适量纳入脐孔,与脐平,胶布贴盖。5~7日换敷1次。

4.磁石伏神汁热敷太阳穴

用于治疗各型失眠。

处方:磁石20克,茯神15克,五味子10克,刺五加20克。

用法:先煎煮磁石30分钟,然后加入其余药物再煎30分钟,取汁,将纱布浸药汁中,趁热敷于患者前额及太阳穴。每晚1次,每次20分钟。

（十）中风后遗症

【病因病症】中风也称脑卒中、脑血管意外、脑中风,是一种突然起病的脑血液循环障碍性疾病,临床上表现为一过性或永久性脑功能障碍的症状和体征,以突然昏迷、半身不遂、语言滞涩或失语、口舌歪斜、偏身麻木为主要表现,具有起病急、变化快的特点。中风后遗症主要表现有半身不遂、口眼歪斜、语言謇涩、口角流涎、吞咽困难、手足麻木等症状。其症状是由脑血管病变部位所决定的,最多见的是半身不遂,即一侧肢体瘫痪或半瘫痪。早期表现为半身不遂,肢体瘫软无力,知觉迟钝,活动功能受限;随着时间的延长,肢体逐渐趋于强直拘挛,姿势常发生改变和畸形。

【敷贴方法】治疗中风后遗症有以下几种特效的敷贴方法。

1. 口南星散敷齿部

用于治疗中风口噤不开。

处方:天南星1.5克,冰片少许。

用法:上药和匀,以中指蘸药末敷于齿部,每日3~6次,10日为1个疗程。

2. 穿山甲饼贴脚心

用于治疗中风半身不遂。

处方:穿山甲(鳖甲代之)、红海蛤、生川乌头各60克。

用法:上药共研细末,每次15克,把葱白捣汁,和成约3厘米×3厘米大小的厚饼,贴在患侧脚心,布裹紧,然后坐于无风密室中,用热水浸泡,候汗出,若周身微微汗出则效佳。

3. 马钱子散贴神阙等穴

用于治疗中风口眼歪斜。

处方:马钱子50克,芫花20克,明雄2克,川乌12克,胆南星5克,白胡椒2克,白附子3克。

用法:将马钱子与绿豆少许煎熬,待豆熟,将马钱子捞出打成碎块,再炒热,入马钱子碎块于沙内,用木棒不停地搅拌。马钱子呈黄褐色时,取出与诸药混合研成细末,取药末10~15克,撒于布上,贴于神阙和牵正穴(图4-17)。2日一换,5~8日为1个疗程。

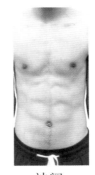
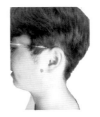

神阙　　　　牵正

图4-17　治疗中风口眼歪斜贴穴

4.麻黄杏仁饼贴膻中等穴

用于治疗中风闭证。

处方:麻黄 60 克,杏仁 30 克,甘草 15 克,肉桂 15 克。

用法:将上药研细末,用酒调成药饼,贴于敷膻中、心俞穴。每日 1~2 次,7~15 日为 1 个疗程。

5.红海蛤散贴脚心

用于治疗中风手足偏废不举证。

处方:红海蛤如棋子大,川乌、穿山甲(鳖甲代之)各 60 克。

用法:上药研末,每服用 15 克,贴在所患脚心中,胶布固定。每日 1 次,15 日为 1 个疗程。

(十一) 坐骨神经痛

【病因病症】坐骨神经痛是由坐骨神经本身或其邻近组织的病变所引起。临床上有真性、假性坐骨神经痛之分。真性坐骨神经痛因神经根受压所致,假性坐骨神经痛因神经干受邻近组织病变影响所致。其症状表现为坐骨神经支配范围内,有不同程度的运动、感觉反射和自主神经功能障碍。常见的有患肢拇趾背屈力减弱,小腿外侧感觉减退,跟腱反射消失和臀肌张力降低等。属于"痹证"范畴。

【敷贴方法】治疗坐骨神经痛有以下几种特效的敷贴方法。

1.生乌醋糊贴痛处

用于治疗寒盛型坐骨神经痛。

处方:生乌头 150 克,醋适量。

用法：上药加醋磨成糊状，入砂锅内熬至酱色为度，摊于布上，厚约 0.5 厘米，贴敷痛处。每日换药 1 次，至愈为止。

2. 乌头木瓜汁热敷患部

用于治疗寒痹型坐骨神经痛。

处方：乌头 20 克，木瓜 25 克，干辣椒 30 克，干姜 60 克。

用法：上药加水 2 000 毫升，煮 30~40 分钟，趁热熏，水温后以纱布蘸药汁热敷患部，反复 2~3 次。1 日 2 次，7 日为 1 个疗程。

3. 二乌膏贴患处

用于治疗寒凝血瘀型坐骨神经痛。

处方：川乌、草乌各 20 克，透骨草 5 克，元胡 15 克，红花 10 克，威灵仙 10 克，肉桂 5 克，吴茱萸 5 克，松香 200 克，樟脑 50 克。

用法：将松香、樟脑水浴法溶化，余药压成极细粉，加樟脑、松香水溶液中，搅拌均匀，成为膏状，趁热摊于布上。用时微烘并贴于患处，1~2 日后觉皮肤发痒时将药取下，隔 1 日再贴，7 贴为 1 个疗程。

（十二）三叉神经痛

【病因病症】三叉神经痛是最常见的脑神经疾病，以一侧面部三叉神经分布区内反复发作的阵发性剧烈痛为主要表现。三叉神经痛多发生于中老年人，右侧多于左侧。三叉神经痛的发作常无预兆，而疼痛发作一般有规律。每次疼痛发作时间由仅持续数秒到 1~2 分钟，而后骤然停止。

【敷贴方法】治疗三叉神经痛有以下几种特效的敷贴方法。

1. 二乌白芷膏贴患处

用于治疗三叉神经痛。

处方:生川乌、生草乌、白芷各 15 克,黄丹、香麻油各 100 克。

用法:上药用香麻油浸泡 24 小时后,去渣,加入黄丹搅拌收膏,摊于布上贴患处。每日换药 1 次。

2. 地龙全蝎糊饼贴太阳穴

用于治疗三叉神经痛。

处方:地龙 5 条,全蝎 20 个,生南星、白附子、生半夏各 50 克,路路通 10 克,细辛 5 克。

用法:上药共为细末,加一半面粉,用酒调成饼,敷贴于太阳穴,胶布固定。每日换药 1 次。

(十三) 面神经麻痹

【病因病症】面神经麻痹是面神经受各种原因的损害而致面部肌肉运动障碍。最常见的原因是面神经受风湿而得,主要症状为口眼歪斜。属中医学的"面瘫"范畴。

【敷贴方法】治疗面神经麻痹有以下几种特效的敷贴方法。

1. 江蓖麻子冰片膏敷患处

用于治疗面神经炎,口眼歪斜。

处方:蓖麻子 25 克,冰片 3 克。

用法:上药共捣成膏,外敷患处。每日 1 次,5~7 日为 1 个疗程。用药 3~4 次见效。

2.钱子樟脑膏贴患侧

用于治疗面神经炎。

处方:马钱子粉1克,樟脑粉0.3克,膏药脂4克。

用法:上药加热调匀后涂在布上。用时烘软贴于患侧耳垂前面神经干区域,4日换药1次,4次为1个疗程。

3.巴豆仁泥敷手心

用于治疗面瘫。

处方:巴豆仁7粒。

用法:上药捣成泥状。口眼向左歪,药敷右手心;口眼向右歪,药敷左手心。然后取一杯热水,用敷有药的手握住。

4.鳝鱼乳香膏敷地仓等穴

用于治疗面神经麻痹,口眼歪斜。

处方:鲜鳝鱼血、乳香末适量。

用法:上药拌匀,敷地仓、巨髎、颊车、下关、大迎穴周围(图4-18)。每日1~2次,7日为1个疗程。

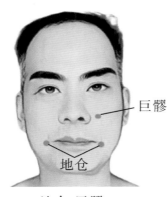
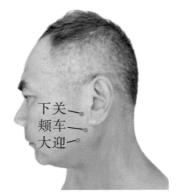

地仓 巨髎　　　　　　　颊车 下关 大迎

图4-18 治疗面神经麻痹贴穴

5. 半夏瓜蒌热敷患处

用于治疗面瘫。

处方:半夏、全瓜蒌、川贝母、白蔹、白及、川乌各 10 克,白附子 9 克,白芥子 12 克。

用法:上药共为细末,加陈米醋拌湿炒热,装入用两层纱布做的袋内敷患处。口向左歪敷右侧,口向右歪敷左侧。药凉后,炒热再敷。

6. 南星附子散贴神阙等穴

用于治疗中风口眼歪斜。

处方:胆南星 5 克,白附子 3 克,马钱子 50 克,芜花 20 克,白胡椒、明雄黄各 2 克。

用法:先将马钱子放锅内,加入水和绿豆少许,放上煎熬。待豆熟,将马钱子捞出,剥去皮毛,碾成碎块。然后在锅内放沙炒热,入马钱子碎块于沙内,用木棒不停地搅拌,马钱子呈黄褐色时,取出与诸药混合粉碎为末。取药末 10～15 克撒于胶布中央,贴于神阙、牵正穴,2 日一换。

7. 附子僵蚕热敷患侧

用于治疗血管神经功能紊乱所致的面瘫。

处方:白附子 20 克,白僵蚕 20 克,全虫 20 克,冰片 10 克。

用法:先将前 3 味共研为细末,再加冰片,加少许松节油调成块状,用纱布包裹敷于患侧耳垂后下,用暖水袋放在药包上热敷。每次 1 小时,每日 1 次。

8. 天麻白及膏敷患侧

用于治疗面神经炎。

处方:天麻、白及、白僵蚕、南星、地风各 8 克,巴豆 5 粒,鲜姜 500 克。

用法:上药烘干,研为细末,鲜生姜汁调和成药膏纱布包裹,敷于患侧 7~8 小时即可取下。

（十四）痛风

【病因病症】见第一章第三节。

【敷贴方法】治疗痛风有以下几种特效的敷贴方法。

1. 芙蓉大黄膏敷患处

用于治疗痛风性关节炎。

处方:芙蓉叶、生大黄、赤小豆各等份。

用法:上药共研细末,按4∶6之比例加入凡士林,调和为膏,敷于患处,每日 1 次,10 次为 1 个疗程。

2. 半夏附子散敷患处

用于治疗痛风。

处方:生半夏、生附子、生狼毒、生南星、生川乌、生草乌各 10 克。

用法:上药干燥,混合粉碎成细粉,拌匀撒于胶布中心,敷贴于患处。每日 1 次,5~8 次为 1 个疗程。

（十五）风湿性关节炎

【病因病症】见第二章第三节。

【贴敷方法】治疗风湿性关节炎有以下几种特效的敷贴方法。

1. 石龙芮泥敷患处

用于治疗风湿性关节炎。

处方:石龙芮全草。

用法:上药切碎捣烂,加适量白糖,调匀敷患处,用湿纱布包盖8~10小时。局部若发疱,2日后水疱成熟,用消毒针吸出疱液,消毒,以纱布包扎。

2. 向日葵膏敷患处

用于治疗风湿性关节炎、肩周炎及无名肿毒。

处方:向日葵盘(开花时采下)2个。

用法:取上药适量煎成糊状,外敷患处,2日1次,5~8次为1个疗程。

3. 乳香没药膏贴膝眼等穴

用于治疗风湿性关节炎、肌肉疼痛等症。

处方:乳香、没药各12克,麝香0.3克,牛皮胶120克,生姜汁240毫升。

用法:先将姜汁、牛皮胶温化,将乳香、没药末加入搅匀,离火,待少温时拌入麝香末,收膏,取胶布数块,将药膏摊于胶布中间,分别贴敷在外膝眼、阳陵泉、风市、环跳穴。每日一换。

4. 川椒木香散贴腰处

用于治疗风湿性腰痛。

处方:川椒、木香、升麻、川炼、肉桂、补骨脂、大茴香各30克,附子、丁香各 15 克,艾绒 30 克。

　　用法:上药研碎和匀,缝入腰围,将腰围围贴于腰处。

　　5. 祛痹止痛除湿消风膏贴患处

　　用于治疗关节痹痛、腰痛、坐骨神经痛、纤维组织炎、肩周炎。

　　处方:草乌、没药、乳香、白芥子、威灵仙、巴豆、黄芪、防风、秦皮、肉桂各等份,食用油、樟丹各适量。

　　用法:将上药用食用油加樟丹煎制成膏,摊于纸上,每纸重约 14 克。先用热姜汤将患处擦至充血发红后,擦干水,将膏化开贴于患处,每张贴 15～20 日。

（十六）扭挫伤

　　【病因病症】扭挫伤又称"伤筋",是由跌扑、闪挫,以及外力的击打所致的一种无骨折、无脱白、无皮肉破损的常见外伤疾患。西医学称之为急性闭合性软组织损伤,也称为软组织损伤。

　　【敷贴方法】治疗扭挫伤有以下几种特效的敷贴方法。

　　1. 冰块冷敷伤处

　　用于治疗急性闭合性软组织损伤的早期。

　　处方:冰块适量。

　　用法:将冰块装入塑料袋敷于患处 20 分钟。每日 1～3 次。

　　2. 热水热敷患处

　　用于治疗急性渗出期(约 48 小时)过后的一切闭合性损伤。

　　处方:热水适量。

用法:将毛巾浸透热水置敷于伤处,不热后即更换,每次敷30分钟,每日1~2次。

3. 麻黄桔梗糊敷患处

用于治疗闭合性损伤,局部红肿。

处方:甘草30克,车前子30克,麻黄15克,桔梗30克。

用法:上药共捣成细末,温开水调敷患处。每日2~4次。

4. 兔儿伞根糊敷患处

用于治疗闭合性损伤。

处方:兔儿伞根适量。

用法:将上药泡在白酒中,然后取出晒干,研成细末调敷患处。每日2~4次。

5. 凤仙花泥膏敷患处

用于治疗闭合性损伤。

处方:凤仙花全草适量。

用法:捣烂敷患处。每日3~6次。

6. 五虎散酒糊贴疼痛处

用于治疗关节软组织挫伤。

处方:五虎散1包。

用法:将五虎散用75%酒精调成糊状,摊在不易透气的玻璃纸上并贴在疼痛处,胶布固定。每日换药1次。

7. 泽兰叶泥膏敷患处

用于治疗损伤瘀肿。

处方:泽兰叶鲜品 60 克。

用法:上药捣烂外敷患处。每日 3~6 次。

8. 红花归尾膏敷患处

用于治疗身体各部分的软组织挫伤、关节软组织挫伤、骨折与脱位的早期、肢体肿胀疼痛等。

处方:生栀仁 90 克,白芷 30 克,生南星、生半夏、生川乌、生草乌、细辛、土鳖虫、制乳没、红花、当归尾各 9 克。

用法:上药共研细末,用饴糖开水拌匀成膏备用。用时将适量药膏摊在棉垫或卫生纸上,敷贴于患处,用纱布包扎。每日一换。

9. 樟脑冰片蜜膏敷患处

用于治疗软组织挫伤。

处方:樟脑 9 克,冰片 0.5 克,白芷、当归、大黄、黄芩各 40 克,乳香、没药、红花、续断各 230 克,木香 20 克。

用法:先将樟脑、冰片研细另放,再将余药共研为细末,用时取诸药适量加生蜂蜜调成糊,摊在膏药上,敷于患处。2 日换药 1 次。

10. 桃仁土鳖虫膏敷患处

用于治疗软组织挫伤。

处方:栀子 9 克,红花 4 克,桃仁 6 克,土鳖虫 4 克。

用法:上药碾为细末,放入碗中用蛋清调成膏状即可。用药前先将受伤部位浸泡在 10~15 ℃的水中,对特殊部位不便浸泡可用热毛巾湿敷 10 分钟,然后擦干,外敷药膏,纱布覆盖,胶布固定,48 小时后取下。

11.红花鳖虫糊膏贴患处

用于治疗软组织损伤。

处方:生栀子 10 克,生石膏 30 克,桃仁 9 克,红花 12 克,土鳖虫 6 克。

用法:将上药焙干,共研细末,备用。用时取药末用 75% 酒精浸湿 1 小时后,再加入蓖麻油适量,调成糊状。摊于纱布上,直接贴敷患处,用纱布包扎固定。隔日换药 1 次。

12.活血祛瘀酒膏敷患处

用于治疗软组织损伤。

处方:大黄 500 克,土鳖虫 100 克,红花 100 克,桃仁 50 克,细辛 40 克。

用法:将上药研为细末,混合后备用。用时根据损伤面积的大小,取药末适量,用 75% 酒精或白酒将药末调成糊状,敷于患处,覆盖油纸,纱布包扎。每日换药 1 次。

13.蒲黄血竭糊膏敷患处

用于治疗急性软组织损伤。

处方:血竭 150 克,生蒲黄 150 克,生大黄 150 克,黄柏 150 克,红花 150 克,赤芍 120 克,苏木 120 克,儿茶 90 克,白芷 90 克,木香 90 克,元胡 90 克,海桐皮 90 克,乳香 90 克,没药 90 克,冰片 60 克。

用法:上药除冰片外,各药均于 80 ℃以上烘干研成细末,然后再加冰片混合拌匀备用。用时,根据软组织损伤范围的大小,取药粉适量,用温开水调成糊状,涂于纱布上,敷于患处,再用绷带或胶布包扎。每日换药 1 次。

14. 续断红花膏敷患处

用于治疗软组织损伤。

处方:续断、红花、生大黄、栀子、乳香、没药、赤芍、白芷各 20 克,桃仁 8 克,芙蓉叶 75 克。

用法:上药晒干,共研细末,用 75% 酒精调成糊状,敷于患处。2~3 日换药 1 次。

15. 胡索黄柏膏敷于患处

用于治疗软组织损伤。

处方:黄柏 30 克,延胡索、木通各 12 克,白芷、羌活、独活、木香各 9 克,血竭 3 克。

用法:将上药共研细末,根据损伤部位大小,取药末适量加水摊在纱布上敷于患处。每日 1 次。

16. 黄柏土元液浸敷患处

用于治疗软组织损伤。

处方:黄柏 40 克,土元 30 克,栀子 25 克,紫草 25 克,乳香 25 克,没药 25 克,血竭 20 克,莪术 20 克,木香 15 克,红花 15 克。

用法:上药捣碎浸泡于 50% 酒精与蒸馏水 2 000 毫升的混合液 15~20 日,用时将纱布浸湿药液敷贴于肿胀部位,盖塑料纸,胶布固定。

17. 三七叶膏敷患处

用于治疗急性挫伤。

处方:新鲜白背三七叶适量。

用法:将上药捣烂外敷,用大片状树叶盖在药上,用绷带包扎固定。每日换药 1 次,一般用药 3~4 日痊愈。

(十七) 骨折

【病因病症】骨折是由于外力的作用破坏了骨的完整性或连续性。

【敷贴方法】治疗骨折有以下几种特效的敷贴方法。

1. 榆皮菜籽膏敷患处

用于治疗骨折。

处方:鲜榆树嫩皮 30 克,生菜籽 3 克,甜瓜子 3 克,香油适量。

用法:将前三味药共捣如泥,加香油调匀,敷患处,夹板固定。隔日换药 1 次。

2. 黄柏大黄蜜膏敷伤处

用于治疗骨折后伤处疼痛、肿、皮下充血。

处方:黄柏 30 克,大黄 18 克,红花 15 克,延胡索 15 克,大血藤 18 克,续断 30 克,龙骨 18 克,牛膝 15 克。

用法:上药共研细末,用蜂蜜和开水调敷。每日 1 次。

3. 续断延胡索膏敷伤处

用于治疗骨折,三四周后肿痛减退,且皮下瘀血散尽者。

处方:续断 30 克,延胡索 15 克,骨碎补 30 克,秦艽 15 克,独活 15 克,木香 15 克,黄柏 30 克,白芷 15 克,大血藤 18 克,自然铜 15 克。

用法:上药共研细末,用蜂蜜和开水调敷。每日一换,用药 10 日见效。

4. 蟹粉骨碎补膏敷伤处

用于骨折后三四周瘀血胀痛消失,折端骨痂形成少,有时痛,动不能着力者。

处方:自然铜 15 克,蟹粉 15 克,骨碎补 30 克,血竭 15 克,儿茶 30 克,白及 30 克,木香 15 克,白芷 15 克,羌活 9 克,当归 15 克,血余炭 9 克,乳香 15 克。

用法:上药共为细末,用蜂蜜和开水调敷。

5. 苏木首乌蜜膏调敷患处

用于治疗骨折后瘀血已褪,肿已消,可以轻微着力,但有痛感,经 X 射线检查有脱钙现象者。

处方:苏木 15 克,首乌 30 克,黄芪 15 克,骨碎补 15 克,丹参 15 克,赤芍 15 克,儿茶 15 克,血余炭 15 克,丁香 9 克,木香 15 克,没药 15 克,羌活 15 克,独活 15 克,白及 30 克,川芎 15 克。

用法:上药共研细末,用蜂蜜和开水调敷。每日 1 次。一般情况下,用药 10 日可获良好的治疗效果。

（十八）毒蛇咬伤

【病因病症】毒蛇咬伤指有毒腺、毒牙的蛇咬伤人体,伤口有 2~4 个深大齿痕为特点的局部和全身中毒症状的病症。

【敷贴方法】治疗蛇伤有以下几种特效的敷贴方法。

1. 泽兰叶泥膏敷伤口处

处方:新鲜泽兰叶 60 克。

用法:将新鲜泽兰叶捣烂,敷贴于伤口处。每日一换。

2. 半边莲泥膏敷伤口处

处方:半边莲、犁头草、米酒糟各适量。

用法:上药捣烂,敷患处。每日 1~3 次。

3. 鬼针甲跖草敷患处

处方:鬼针草 120 克,甲跖草 120 克。

用法:上药捣烂,敷患处。每日 1~3 次。

(十九) 虫咬蜇伤

【病因病症】虫咬蜇伤指蜂、蝎子、蜈蚣及毒蜘蛛等毒虫咬蜇人体后,其毒素进入人体而引起的各种过敏反应和毒性反应。

【敷贴方法】治疗虫咬蜇伤有以下几种特效的敷贴方法。

1. 蜗牛泥膏敷患处

用于治疗局部被蜂、蝎或毒虫咬伤。

处方:蜗牛 2~3 个。

用法:被蜂、蝎或毒虫咬伤后立即挤出毒汁,取活蜗牛 2~3 个捣烂,敷于患处。

2. 韭菜泥膏敷伤处

用于治疗臭虫咬伤。

处方:韭菜 20~30 克。

用法:取韭菜研磨成泥,敷于咬伤处。

3. 黄柏玄明粉液湿敷患处

用于治疗各型虫咬蜇伤。

处方：黄柏 5 克，玄明粉 3 克。

用法：上药加水煎，取药液湿敷患处。每日 4~6 次。

（二十）带状疱疹

【病因病症】带状疱疹是由水痘–带状疱疹病毒引起的急性感染性皮肤病。部分患者被感染后成为带病毒者而不发生症状。由于病毒具有亲神经性，感染后可长期潜伏于脊髓神经后根神经节的神经元内。当人抵抗力低下或劳累、感染、感冒时，病毒可再次生长繁殖，并沿神经纤维移至皮肤，使受侵犯的神经和皮肤发生强烈的炎症。

【敷贴方法】治疗带状疱疹有以下特效的敷贴方法。

1. 马齿苋油膏敷患处

处方：鲜马齿苋、花生油各适量。

用法：将马齿苋捣成糊状，加花生油调匀敷患处，干后再敷。

2. 五倍子雄黄膏敷患处

处方：五倍子、雄黄各 9 克，香油适量。

用法：上药共研细粉，以香油调和，敷于患处。每日 2~4 次。

二、养生保健

中药穴位敷贴在疏肝解郁、调神助眠、健脾化痰、防病保健方面有着良好的疗效。目前应用最普遍的"三伏贴"疗法，源自清代

《张氏医通》记载的白芥子发泡疗法,如今在全国各省市医院乃至社区医院都已开展三伏贴活动,受到广大患者的一致好评。夏季三伏天是"冬病夏治"治未病的契机。"春夏养阳",三伏天是天气最炎热、人体阳气旺盛的季节,在此季节进行中药穴位敷贴,可以温补阳气,祛除寒邪,有效预防冬季肺病、脾胃虚寒性疾病等的发生。夏季共敷贴4次,初伏、中伏、闰中伏、末伏各择1日进行敷贴,每次敷贴至少间隔7日,患者可根据自己的时间合理安排。

"三九贴"与"三伏贴"相配合,阴阳并调,夏养三伏、冬补三九,穴位敷贴能显著提高人体免疫力,提高人体对气候变化的适应能力,其疗效相得益彰。

请把敷贴的情况记录下来吧(表4-1)!

表4-1　敷贴记录及评价

日期								
部位								
制剂								
次数								
皮肤状况								
健康改善情况								

(彭晓松)

第五章
中药泡洗技术

中药泡洗的作用

中药泡洗不同于一般的洗浴、温泉浴等，中医学对中药泡洗的定义是："中药泡洗法是外治法之一，即用药液或含有药液水洗浴全身或局部的一种方法，通常用单方或者复方中药煎熬。"按照中医辨证施治的原则，根据不同的疾病，加入不同的药物进行治疗。因药物不经胃肠破坏，直接作用于皮肤，并通过皮肤吸收进入血液，故中药泡洗比内服药见效快，舒适，无任何不良反应，也不会增加肝脏负担，因此被医学界誉为"绿色疗法"，越来越受到泡浴者的青睐。

第一节　中药泡洗的基本知识

情景再现

刘大爷，68 岁，有高血压、糖尿病病史，一直按医嘱定时服药。最近感觉年纪大了，腿脚不如以前了，一天下来腿脚酸困，睡眠也不是太好。社区医疗站的工作人员建议刘大爷晚上睡觉前坚持泡脚，对缓解腿脚酸困、改善睡眠都用帮助，有条件还可以用中药在家做全身或者足部泡洗。刘大爷心想,泡洗是不是把中药泡在洗脚水或者洗澡水里?泡洗有什么禁忌呢?

一、中药泡洗的前世今生

中药泡洗是在中医理论指导下,选取适当的中草药,经煮沸后产生蒸汽熏蒸,或经加工制成中药泡洗液,进行全身、半身沐浴或局部浸浴(如坐浴、足浴、手臂浴、面浴、沐浴等),依靠药物水溶液中的有效成分,从体表和呼吸道黏膜进入体内而发挥舒筋活络、行气活血、调整脏腑功能等功效,调节人体的阴阳平衡,以达到预防和治疗疾病目的的一种中药外治法。此法以其简、便、廉、验的特点,在防病治病、维护健康方面发挥着重要作用。很多养生家认为中药泡洗是有益于长寿的保健方法,在民间广泛流传,并且有按季节浴身保健的习俗。例如在春节这天,用五香汤沐浴,有解毒止痒、振奋精神的功效;在春天二月初二,取枸杞煎汤沐浴,"令人肌肤光泽,不病不老";在夏天,用五枝汤洗浴,可疏风气、驱瘴毒等。在民间最流行的还有菖蒲浴、菊花浴、艾叶浴等。

中药泡洗疗法历史悠久,源远流长。早在远古时代,劳动人民在日常生活中用水洗浴身体,为了抵御严寒,常常生火取暖,发现经温热的水浸泡或者火热之气烘烤后,可以减轻或消除不适症状,久而久之,便产生了熏、洗等外治法。据记载,自周朝开始就流行香汤浴。所谓香汤,就是用中药佩兰煎的药水,其气味芬芳馥郁,有解暑祛湿、醒神爽脑的功效。《山海经》中就有黄蘿(一种草药)"浴之已疥"的文字记载,也就是指用黄蘿洗浴来治疗疥疮。《礼记·曲礼》中也有"头有疮则沐,身有疡则浴"的论述。

在医学著作中,1973年湖南马王堆三号汉墓出土的《五十二病方》中就有记载,早在3000多年前的商代,宫廷中就盛行用药物进行沐浴以防治疾病。中药泡洗的发展奠基于秦代,发展于汉唐,充实于宋明,成熟于清代。东汉时期张仲景的《伤寒论》也有中药泡洗的记载,其代表性的治疗方剂有桂枝汤、麻黄汤、白虎汤、承气汤、柴胡汤、四逆汤、真武汤、理中丸、乌梅丸等。另外,张仲景在《金匮要略》中对"洗""浴""熏洗"等多种中药泡洗方法都有明确详细的记载,开创了"辨证施治"的中医学思想,为中药泡洗的发展奠定了坚实的基础。唐代的中医学有了较大的发展,许多医著中有大量关于中药泡洗的记载,如《千金方》中不但有药物局部浴、全身浴的记述,还有冷水浴法。特别是一些外科专著中,中药泡洗更是丰富多彩并不断有所发展。"金元四大家"之一的张从正,以汗吐、下之法攻祛百病,他将熏洗等中药泡洗列入汗法范畴。明清时期,中药泡洗疗法得到了空前发展,《本草纲目》中关于中药泡洗就有沐浴、坐浴、热浴等不同治法。清代吴尚先的《理瀹骈文》阐述了中医外治与内治同理的原则,在此理论的指导下,中药泡洗疗法的运用涉及内、外、妇、儿、五官、皮肤等科疾病,大大突破了前人的应用范围。吴谦的《医宗金鉴》更是记载了大量中药泡洗熏洗的具体方剂。

近年来,中药泡洗应用范围越来越广泛。中药泡洗在内科、儿科、妇科、骨伤科、皮肤科、肛肠科等科的临床应用中已经逐渐得到认可。中药泡洗所使用的药物不经过消化系统，较少通过肝脏，副作用小，而且避免了对消化道的刺激以及肝脏代谢对药物成分的破坏，从而能更好地发挥疗效。

在我国少数民族地区，也有传统的中药泡洗，如藏浴、苗浴、瑶浴等。藏医中药泡洗法，藏语称"泷沐"，具有悠久的历史，它通过沐浴天然温泉或药物煮熬的水或蒸汽，调节身心平衡，以达到维护生命健康和疾病防治的目的，深受藏族民众的欢迎和喜爱。2018 年，"泷沐"被正式列入联合国教科文组织《人类非物质文化遗产代表作名录》。瑶族人民生活在多雨多雾的大山中，自然环境恶劣，容易受疾病侵袭，但瑶族是世界上著名的长寿民族。2006 年 3 月 8 日，在联合国总部召开的"国际妇女健康论坛"大会上，瑶族妇女被国际妇女联合会评为"世界上身体最健康的女性"。瑶族妇女产后 3 天便可下地劳作，上山砍柴，而且体形苗条，面色红润，很少得妇科病。究其原因，就是她们常泡"瑶浴"。用从大山采来的草药沐浴，已经成为瑶族的民族特色疗法。2008 年，"瑶浴"正式列入国家级非物质文化遗产。

二、中药泡洗的基本原理

中药泡洗疗法是药物经皮肤发挥疗效的一种治疗方法。中药经熬煮、加工后，其有效治疗成分充分溶解于水或散发在水蒸气中，通过皮肤的浸泡、洗浴、熏浴等，使药液作用于肌腠患处，行于经络，内达脏腑，由表及里产生效应，达到治疗疾病的目的。

（一）中医理论原理

中药泡洗疗法属于外治法，是以中医基本理论为指导，整体观念为依据，其治病机制与内治法基本相同。人体以脏腑为中心，以经络为联系，内至脏腑，外至四肢百骸、腠理毛窍，都是通过经络沟通内外、上下，使人体成为一个完整、有机的统一体，并借以行气血、阴阳，使人体的功能保持协调和相对平衡。

中药泡洗治疗疾病的机制可分为两个方面：一方面，中药泡洗的有效成分可透过全身毛孔进入体内，被组织吸收后达到治疗的目的；另一方面，药液作用于肌腠患处，通过经络达到脏腑，由表及里地产生效应，达到治疗疾病的目的。中药泡洗所用药物大多为芳香辛散制品，如麻黄、桂枝、防风、羌活、黄连、黄柏、苍术、花椒、丹参、附子等，此类药物气味俱厚、浓烈，具有"通经走络，开窍透骨""率领群药，开结行滞，直达病所"之性。同时，药物本身有行气活血、开发腠理、清热解毒、利水消肿、活血化瘀的功效。

（二）现代医学对中药泡洗机制的认识

皮肤是人体最大的器官，除有保护作用外，还具有吸收、渗透、感觉、分泌、排泄等多种功能。中药泡洗疗法正是利用药物温热刺激引起皮肤和患部的血管扩张，促进局部和周身的血液循环及淋巴循环，使人体新陈代谢加快，改善局部组织营养和全身功能，疏通经络，调和气血。药物直接作用于体表产生杀虫、杀菌、消炎、止痒、止痛等作用；药物经皮肤吸收进入人体后，通过刺激组织细胞的受体或参与调节新陈代谢等过程，发挥其防治作用。

1. 促进血液循环, 消肿止痛

药物泡洗的温热刺激使皮肤温度升高, 体表毛细血管充分扩张开放, 全身血液循环加速, 促进炎症因子的吸收与排泄, 有利于血肿和水肿的消散。如对关节扭伤、类风湿的治疗, 除了改善循环, 促进清除病理产物外, 还可降低神经末梢的兴奋性, 松弛肌肉以镇痛消肿; 血液在水的静压作用下重新分布, 促进关节局部消肿; 浮力作用使功能障碍的关节等到松解等。

2. 抗菌消炎、止痒

中药泡洗可直接清除体表的细菌和异味。药物通过皮肤上的毛细血管、汗腺、皮脂腺被人体渗透吸收, 发挥治疗作用。中药泡洗对一些皮肤病有直接治疗作用, 如银屑病、湿疹、灰指甲等。皮肤久浸于温热药汤中, 能使角质层软化或膨胀, 药物容易透过角质层而吸收, 也可通过毛囊或腺管被吸收到体内, 从而发挥其止痒作用。

3. 促进药物吸收

泡洗时皮肤角质层被充分水合, 水合后的角质层具有很好的亲水性和输运功能, 加之毛细血管扩张, 使药物更容易透过皮肤、腧穴等部位进入血络经脉, 输布全身, 以发挥其药理作用。

4. 改善睡眠、调整血压

中药泡洗通过扩张皮肤毛细血管, 刺激皮肤上的神经末梢, 对大脑皮质起到抑制作用, 降低大脑神经元的兴奋性, 从而改善睡眠, 调节血压。

三、中药泡洗疗法特点

1. 奏效快,疗效高,适应证广

中药泡洗可使药物不经过消化系统,较少通过肝脏,避免了对消化道的刺激及肝脏对药物的代谢,从而能更好地发挥药物的疗效。

2. 方法简便,易于操作

中药泡洗无须服药,也无须注射给药。中药泡洗方法无痛苦,能免去泡浴者的精神负担,对那些怕打针、吃药及不能服药的泡浴者尤其适宜。

3. 价格低廉,节省药材

中药泡洗用药为常用药材,药费低廉,泡浴者能够承受。一般而言,一剂药可用2~3次,能节省药材。

4. 药源广泛,取材方便

中药泡洗所用药物大都是常用中草药,易于采集和制备。

5. 贮存方便,随取随用

中药泡洗常用方药可备好贮存,一旦需要,随时可用,对病症有辅助治疗的作用。

6. 使用安全,毒副作用小

中药泡洗属于外治法,一般无毒副作用,即使发生皮肤过敏或水疱等反应,也可随时停用或更换药物,症状会自行消失,所以安全可靠。

四、中药泡洗的方式及器皿选择

中药泡洗法形式多种多样,就泡洗部位而言,分为全身浴和局部洗浴。全身浴俗称"药水澡",分为"泡浴"和"淋浴";局部洗浴又有"烫洗""熏洗""坐浴""足浴"等之分,尤以"烫洗""足浴"最常用。

中药泡洗器具价廉易得,常用器具有家用澡盆、池、桶等(图5-1),基本要求是清洁,内表面光滑无尖刺,大小合适。质地通常有搪瓷、瓷砖、铝、铁、木等,以木质为最佳,其次为陶瓷、搪瓷等,最好不用金属类器具,如受条件所限必须使用时,则尽量选铝、钢质者,铁质最次。浴具深度以能半躺、坐、蹲为宜,容量不宜过大或过小,过大则浪费水及药液;过小又会造成入浴体位不舒适、转换体位不便,难以长时间浸泡,影响疗效。

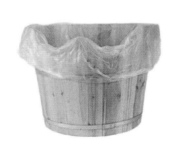
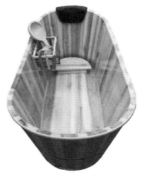
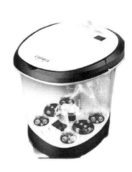

A.柏木足浴桶　　　　B.柏木浴盆　　　　C.智能足浴桶

图5-1　泡洗用具

五、中药泡洗用药及用水选择

中药泡洗常选用气味纯正、自然无毒、无腐蚀性之品,以及温化、宣散、通经、活络、清热、燥湿之药,较少应用补益之品。如系全身熏蒸洗浴,多用辛散轻扬、发表通络之品。为促进药物透皮吸收,多在熏洗方药之中配以辛香走窜、通窍活络之品。药物制备方法主要有水煎、水浸、酒浸等。水煎时间一般为 30 分钟左右,泡洗药物可用多次,直到颜色变淡为止。一些花、叶类药物和加热可能破坏其有效成分的药物不宜水煎时可用水浸法,浸泡时间不宜过长,可随泡随用,以防止药物霉烂、变性。

目前市面上有制备好的中药泡洗包,功效明确,操作简单,更适合老年人使用。目前常用的中药泡洗包有瑶浴、苗浴、藏浴。使用中药泡洗包时,用适量开水浸泡 5~10 分钟后,把浸泡过的药包和药水同时倒入泡洗容器,用手揉捏药包,把药包中的有效成分充分挤压出来。中药泡洗用水是药物溶媒,水质的好坏、优劣,水温的高低,都直接影响中药泡洗的治疗效果,故中药泡洗用水以清洁为首要标准,直观感觉应透明清澈,无杂质杂物、特殊气味,如城镇居民饮用的自来水,农村的井水、泉水、河水,以及高山的雪融水,只要水源无污染,均可作为中药泡洗用水。如果选用"凉白开"作为中药泡洗用水,则水质更加可靠。根据自己的耐热习惯,水温调整至 39~42 ℃,一般夏季水温就调至 39 ℃、冬季调至 42 ℃,在泡浴过程中可适当调整温度。

六、中药泡洗疗法的适应证和禁忌证

1.适应证

中药泡洗应用范围相当广泛,涉及内科、外科、妇科、儿科、皮肤科、五官科、骨伤科等科的数百种疾病,特别是对于"病者衰老而不胜攻者;病者幼小而不宜表者;病邪郁伏而急难外达者;局部之疾药力不易到达者;上下交病不易合治者;内外合病势难兼护者;病起仓促不易急止者;既要祛病,又怕药苦者"尤宜。就是说,适用于年纪大而不能承受猛药,年纪小而不适合把风寒发散出来,疾病在深部淤积、药力难以达到,上下均有疾病不宜同时治疗,病变在局部全身用药效果不佳,内外均有疾病不易同时兼顾,起病急骤难以快速见效,内服用药怕苦者。

(1)外科疾病:如疔、痈、丹毒、蜂窝织炎、急性淋巴管炎、化脓性指头炎、血栓性脉管炎、龟头包皮炎、慢性溃疡、软组织损伤、骨折、痔、肛瘘、肛门直肠周围脓肿、脱肛等。

(2)内科疾病:如风湿性关节炎、面神经麻痹、肢体动脉痉挛症等。

(3)皮肤科疾病:如天疱疮、毛囊炎、手足癣、股癣、神经性皮炎、皮肤瘙痒、湿疹、牛皮癣、寻常疣、脂溢性皮炎、接触性皮炎等。

(4)妇科疾病:如外阴阴道炎、阴部瘙痒、滴虫性阴道炎、子宫脱垂等。

(5)眼科疾病:如睑腺炎、急性结膜炎、睑缘炎、沙眼等。

2. 禁忌证

（1）急性传染病、重症心脏病、高血压、动脉硬化、肾病等，均忌用洗浴。

（2）饱食、饥饿，以及过度疲劳时，均不宜洗浴；高热大汗，患主动脉瘤、冠心病、心功能不全及有出血倾向者不宜泡浴；有急性病、大量饮酒、疼痛剧烈、病后体质虚弱者亦不可入浴。

第二节　中药泡洗技术操作方法

一、做好准备

（一）评估

评估病室环境，确保温度适宜，避免着凉。评估泡浴者主要症状、既往史、过敏史、是否妊娠或处于月经期；体质、对温度的耐受程度；泡洗部位皮肤情况。

操作前自我评估：
病史 ＿＿＿＿＿
＿＿＿＿＿＿＿
过敏史 ＿＿＿＿
＿＿＿＿＿＿＿

（二）物品准备

1. 洗浴用品

治疗盘、泡洗装置、水温计、毛巾、小喷壶、衣服。若泡浴容器为多人共用，可在容器上套一次性药浴袋。

2. 药物准备

根据医嘱及方剂特点,选择合适的药材。

3. 泡浴者准备

排空大小便,取合理、舒适体位,注意保暖。

二、操作方法

(一) 全身泡洗方法

关闭门窗,避免泡浴者感受风寒。将药液注入泡洗容器内,药液温度保持在40 ℃左右,水位在泡浴者胸以下,全身浸泡30分钟。

(二) 局部泡洗方法

将40 ℃左右的药液注入盛药容器内,将浸洗部位浸泡于药液中,浸泡30分钟。

三、泡浴后处理

泡浴完毕,清洁局部皮肤,协助泡浴者穿衣,安置舒适体位。适量饮水、休息,避免受风寒。清洁和消毒中药泡洗后的浴室和器具。

四、注意事项

(1)餐前餐后30分钟内不宜进行全身泡浴;全身泡洗时水位应在胸口以下,以微微出汗为宜;中药泡洗时间以30分钟为宜。

（2）泡洗过程中,老年人应饮用温开水 200～400 毫升,补充体液以利于代谢废物的排出。有严重心肺及肝肾疾病泡浴者饮水不宜超过 150 毫升。中药泡洗后不宜立即站起,避免引起体位性低血压、晕厥。

（3）患心肺功能障碍及出血性疾病者禁用泡浴;糖尿病、心脑血管病患者慎用。

（4）泡洗过程中防烫伤,糖尿病、足部皲裂泡浴者的泡洗温度应适当降低。

（5）泡洗过程中,应观察泡浴者的反应,若发现泡浴者有面色苍白、呼吸异常、大量出汗等情况,或者泡浴者自己感到不适,出现头晕、心慌等异常症状,应立即停止,协助泡浴者卧床休息。

（6）中药泡洗频率不宜过高,每周不宜超过 3 次,不可久坐水中恣意泡洗,以免冬天着凉、夏天受热。

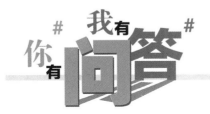

问题 1:中药泡洗温度如何调节?

答: 不同的人对水温的耐受力有很大的差别,老年人感觉不那么灵敏,尤其要防止烫伤。第一次泡洗时,水温应以自身感觉不烫为宜,5～8 分钟后根据体感增加水温,以达到最佳效果。

问题 2:中药泡洗时间有什么要求?

答: ①饭前、饭后半小时内不宜进行全身中药泡洗。②洗浴时间不可太长,尤其是全身热水浴。家属应在旁照顾,一旦发生晕厥,应及时呼救,扶出浴桶后可平卧床上,服用热水或糖水,补充体液与能量。③临睡前不宜进行全身热水中药泡洗,以免兴奋,影响睡眠。

问题 3:老年人哪些情况不宜做中药泡洗?

答:①皮肤有创伤、开放性骨折者禁用中药泡洗,防止感染。②心肌梗死、冠心病、主动脉瘤、动脉硬化、重症高血压患者,有出血倾向者不宜使用热水中药泡洗。③严重心肺功能不全者,不宜全身浸泡。

问题 4:中药泡洗过程中应注意哪些问题?

答:①老年人一定要注意安全,谨防跌倒,最好有人在旁照顾,不宜单独行全身泡浴疗法。②中药泡洗时,出现轻度胸闷、口干等不适,可适当饮水或饮料。③中药泡洗时,室温不应低于 20 ℃;局部中药泡洗时,应注意全身保暖;冬季应避风,预防感冒。④老年人神经末梢感觉迟钝,水温不宜过高,以免发生烫伤。⑤若有严重不适,应立即停止中药泡洗。⑥中药泡洗过程中亦可使用刮痧板刮推相应部位,或者配以丝瓜络搓擦全身,助行气血,加速药物渗透,增强疗效。

问题 5:中药泡洗后需要注意什么?

答:①中药泡洗后应立即擦干身体的药液,穿上暖和的衣服,以免受凉而感冒。②中药泡洗后由于血管扩张,血容量增加,造成胃肠及内脏供血不足,影响胃肠的消化功能,所以药浴后不能立即进食,若出汗较多,可补充水分。③中药泡洗后由于皮肤血管扩张,头部血流供应量减少,泡浴者马上起立可能会出现头晕的症状,应静坐片刻后再缓慢起身活动。

第三节　中药泡洗技术在老年常见病中的应用

一、治疗康复

（一）糖尿病

【病因病症】糖尿病是由遗传和环境因素相互作用而引起的一组以高血糖为主要标志，因体内胰岛素绝对或相对不足，引起糖类、蛋白质、脂肪、水和电解质代谢紊乱的代谢性疾病。典型症状有多饮、多尿、多食及消瘦等。糖尿病不是单一疾病，而是多种病因引起的综合征。中医学认为本病为"消渴"症，根据发病因素及临床表现不同，有"消瘅""膈消""肺消""中消"等名称。多因饮食不节，脾胃运化失职，积热内蕴，化燥伤津；情志失调，气机郁结，进而化火，消泺肺胃津液；或素体阴虚，劳欲过度，损耗阴津而发本症。

患者有"三多一少"典型症状，即多食、多饮、多尿、体重减少，中年轻型者常因多食而见肥胖。患者可伴有皮肤瘙痒、反复发作型疖肿、多发性神经炎、四肢麻木、性功能减退，甚至阳痿、月经不调、不育等，还可并发高血压、动脉硬化、冠心病、眼底出血，以及白内障与视网膜血管退行性病变而导致视力减弱或失明，严重者可发生酮症酸中毒、昏迷。

【泡洗方法】

（1）生地黄 20 克，麦冬、石斛、五味子、天精草、知母各 15 克，山药、天冬、茯苓各 10 克。适用于糖尿病引发的各种病症。将全部药材加水煮 30 分钟，待水温适宜时进行全身泡浴；或者用 50 ℃ 药液擦洗全身 3~4 次。

（2）绿豆 250 克，滑石、白芷、白附子各 6 克。适用于糖尿病肌肤瘙痒、皮肤溢脂、皮肤粗糙皲裂等。将绿豆、滑石、白芷、白附子加水煮 30 分钟，待水温适宜时进行全身泡浴；或者用 50 ℃ 药液擦洗全身 3~4 次。

（二）感冒

【病因病症】见第一章第三节。

【泡洗方法】

（1）生姜、大蒜各 50 克，桂枝、白芍、甘草各 25 克，杏仁 15 克，大枣 30 枚。适用于风寒感冒引起的发热、头痛、关节肌肉疼痛、鼻塞、流涕、打喷嚏。将全部药材加水煮 30 分钟，待水温适宜时进行全身泡浴，沐浴的同时可以饮用热水，加强排汗，提升治疗效果。

（2）石膏、知母、牛蒡子、水牛角、寒水石各 30 克。适用于病毒型感冒。将上述药材一起加水煮，40 分钟后浸泡双足 30 ~ 40 分钟。

（3）香薷、苏叶、厚朴、藿香各 12 克，羌活、淡豆豉各 10 克。适用于暑湿感冒。将全部药材加水煮 30 分钟，待水温适宜时进行全身泡浴,沐浴的同时可以饮用热水,促进排汗,还可以不断吸入蒸汽,加强治疗效果。

(4)板蓝根、大青叶、蒲公英各30克。适用于风热感冒者。将全部药材加水煮,40分钟后浸泡双足30~40分钟。

(三) 失眠

【病因病症】见第二章第三节。

【泡洗方法】

(1)磁石、生地、夜交藤、酸枣仁、柏子仁各30克,菊花、黄芩各15克,合欢皮、当归各20克。全部药材加水煮,40分钟后浸泡双足30~40分钟,或者进行全身泡浴。

(2)酸枣仁、丹参各30克,夜交藤、合欢皮、生甘草各30克。全部药材加水煮,40分钟后浸泡双足30~40分钟;或者进行全身泡浴。

(四) 痹证

【病因病症】痹证是由风、寒、湿、热等引起的以肢体关节及肌肉酸痛、麻木重着、屈伸不利,甚或关节肿大、灼热等为主症的一类病证。风湿热(风湿性关节炎)、类风湿关节炎、骨性关节炎等都属于痹证的范围。中医学认为,发病原因是风寒湿中导致寒邪偏胜,使得气血凝滞不通所致。中药泡洗可以驱寒、活血、扩张血管,对痹证的治疗有着非常好的效果。

【泡洗方法】

(1)当归25克,苍术、黄柏、黄芩、知母、防风、羌活、泽泻、茵陈、苦参、猪苓各 15 克,甘草 10 克。此方清热利湿、疏经通络。将全部药材加水煮 30 分钟,趁热熏洗患处,待水温适宜时进行全身泡浴。

(2)炙川乌、麻黄各 15 克,赤芍、桂枝、茯苓各 20 克,黄芪 25 克,干姜、白术、甘草各 10 克。此方祛寒除湿、温经通络。将全部药材加水煮 30 分钟,趁热熏洗患处,待水温适宜时进行全身泡浴。

(五)冻伤

【病因病症】冬季常见病。冻伤是一种由寒冷所致的末梢部位局限性、炎症性皮肤病,以暴露部位出现充血性水肿、红斑,温度增高时皮肤瘙痒为特征。严重者可能会出现患处皮肤糜烂、溃疡等现象。

【泡洗方法】

(1)桂枝 50 克,红花、附子、荆芥、紫苏叶各 20 克。此方祛风散寒、温经通络,适用于手足部暗红肿胀、瘙痒疼痛者。将全部药材加水煮 30 分钟,趁热熏洗患处,待水温适宜时进行全身泡浴。每日 2 次,每次 25 分钟。

(2)甘草、芫花各 15 克。此方消肿止痛。将甘草、芫花加水煮 30 分钟,趁热熏洗患处,待水温适宜时进行全身泡浴。每日 2 次,每次 25 分钟。

(3)冬瓜皮、茄根各 20 克。将冬瓜皮、茄根加水煮 30 分钟,趁热熏洗患处,待水温适宜时进行全身泡浴。每日 2 次,每次 25 分钟。

（六）痔疮

【病因病症】痔疮是人体直肠末端黏膜下和肛管皮肤下静脉丛发生扩张和屈曲所形成的柔软静脉团，多见于经常站立者和久坐者。通常当排便时持续用力造成此处静脉内压力反复升高，静脉就会肿大。痔疮包括内痔、外痔、混合痔。

【泡洗方法】

（1）槐角、苦参各 25 克，明矾 10 克。此方凉血止血、消肿止痛，适用于痔疮肿痛。将全部药材加水煮 30 分钟，倒入盆中，趁热熏洗肛门，待水温适宜时坐浴 30 分钟，每日 2 次。

（2）大黄、桃仁、黄连、夏枯草各 30 克，红花、芒硝各 20 克。此方清热燥湿、活血消肿，适用于血栓性外痔。将全部药材加水煮 30 分钟，倒入盆中，趁热熏洗肛门，待水温适宜时坐浴 30 分钟，每日 2 次。

（3）明矾、玄明粉各 30 克，大黄 20 克。此方清火化瘀、软坚消肿，适用于外痔、内痔外脱及肿痛。将全部药材加水煮 30 分钟，倒入盆中，趁热熏洗肛门，待水温适宜时坐浴 30 分钟，每日 2 次。

（4）金银花、红花、黄芩各 30 克，大黄、芒硝各 60 克。此方清热解毒、活血消肿，适用于外痔肿痛、内痔外脱及肛门水肿。将全部药材加水煮 30 分钟，倒入盆中，趁热熏洗肛门，待水温适宜时坐浴 30 分钟，每日 2 次。

（七）腰肌劳损

【病因病症】腰肌劳损为临床常见病、多发病。多见于腰部疲劳过度、受凉、坐姿僵硬等,主要症状是腰部酸痛,日间劳累加重,休息后可减轻,日积月累,可使肌纤维变性,局部粘连,导致长期慢性腰背部疼痛。

【泡洗方法】

（1）青风藤、黄芪、黑豆各 50 克。将全部药材加水煮 30 分钟,趁热熏洗患处。每日 2 次,每次 20 分钟。

（2）党参、黄芪、当归各 31 克,杜仲 24 克,川续断 18 克,牛膝、延胡索各 15 克。将全部药材加水煮 30 分钟,趁热熏洗患处。每日 2 次,每次 20 分钟。

（八）肩周炎

【病因病症】见第二章第三节。

【泡洗方法】

（1）地龙(炒)500 克,马钱子(制)、红花各 350 克,汉防己、乳香(醋炒)、没药(炒)、骨碎补(制)、五加皮各 150 克。此方解痉镇痛。将全部药材加水煮 30 分钟,趁热熏洗肩周,待水温适宜时进行全身泡浴。

（2）鬼箭羽、海桐皮、木瓜各 15 克,荆芥、防风、桂枝、红花、威灵仙各 10 克,乳香、没药、麻黄各 6 克,黄酒 250 毫升。此方祛风除湿通络、温经散寒、活血化瘀,且有较强的止痛作用。将全部药材加水煮 30 分钟,趁热熏洗肩周,待水温适宜时进行全身泡浴。

（九）足跟痛

【病因病症】见第二章第三节。

【泡洗方法】

（1）夏枯草 50 克，食醋 1 000 毫升。此方适用于足跟骨质增生。将夏枯草浸泡在食醋里面密封好，浸泡 24 小时之后，把药液煮沸泡脚，每日早晚各 1 次，每次 20 分钟。

（2）生川乌 30 克，白酒适量。将生川乌研末，加上适量白酒调成糊状，每日睡觉前泡脚，然后将药糊敷在患处。

二、养生保健

（一）养血益颜

当归 40 克，桂圆肉 25 克。将上药加清水适量，煎煮 30 分钟，去渣取汁，与 2 500 毫升开水一起倒入盆中，先擦洗面部，待温度适宜时泡洗双脚，每天 1 次，每次泡 40 分钟。可养血益颜，适用于黑色素沉着、皮肤老化等。

（二）安神助眠

当归 15 克、黄芪 20 克、红花 10 克、苏木 10 克、泽兰 10 克、生地 10 克、川椒 10 克、葛根 15 克、细辛 6 克、酸枣仁 15 克。用上药加水 1 000 毫升煎至 600 毫升，滤渣后倒入足浴盆，每晚睡前泡脚30~40 分钟。配合自我按摩手法，可以起到益气养血、安神助眠的作用。

请把泡洗的情况记录下来吧（表5-1）！

表5-1　中药泡洗记录及评价

日期								
方式								
水温								
泡浴时长								
皮肤状况								
健康改善情况								

（陈　英）

第六章
中药熏蒸技术

熏蒸疗法的作用

第一节　中药熏蒸的基本知识

情景再现

　　多日来秋雨绵绵，天气湿冷，张奶奶老是感觉膝盖酸软，腰酸背痛。今天，医学院的老师和学生到社区为老年人开展健康知识宣教活动，他们告诉张奶奶，不要随意吃药，要到正规的医院就诊，在专业医生指导下进行治疗。在家里采用中药熏蒸疗法，可以减轻她的不适。不过，在家中进行中药熏蒸治疗，还是需要先学习一下的。

一、熏蒸疗法的前世今生

　　熏蒸疗法历史悠久，远古时期，当人们用水洗浴身体时，将树叶、柴草等点燃，熏烤身体某一部位，发现可以起到减轻或消除病痛的作用,这就是熏蒸疗法的起源。

医学著作中最早对熏蒸疗法有记载的是 1973 年湖南长沙马王堆三号汉墓出土的汉代帛书《五十二病方》(图 6-1),该书明确提出用中药煎煮的热药蒸汽熏蒸可治疗疾病,其中有熏蒸洗浴八方。

到了清代,熏蒸方在清宫药房中占有很大的比例。程鹏程所著的《急救广生集》(图 6-2),汇集了清嘉庆前千余年的外治方法,其中关于熏蒸治疗的内容尤其多。

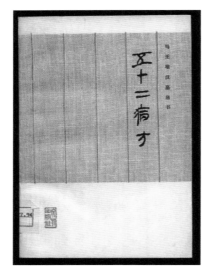
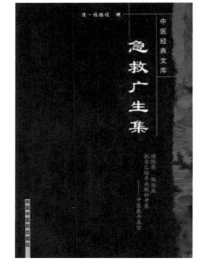

图 6-1　汉代医书《五十二病方》　　图 6-2　清代医书《急救广生集》

新中国成立后,随着科学技术的日新月异,中药熏蒸疗法无论是在理论还是实践方面,均有突飞猛进的发展。特别是改革开放以来,随着居民生活水平不断提高,广大人民群众对养生保健知识及产品的需求不断增加,中药熏蒸疗法也被越来越多的人所接受,已经成为治疗某些疾病的常用方法或预防疾病的保健方法,中药熏蒸相关的用品也有较好的市场前景。

二、熏蒸疗法的原理

皮肤是人体最大的器官,除了有抵御外邪侵袭的保护作用,还有分泌、吸收、渗透等多种功能。中药熏蒸,就是利用皮肤这些生理特性,使药物通过皮肤表层吸收、角质层渗透和真皮层转运进入血液循环而发挥药效。

药物熏蒸使皮肤毛细血管扩张,促进血液及淋巴液的循环和新陈代谢,并能使体内五脏六腑的毒、邪、寒通过汗腺迅速排出体外,从而达到养生保健、治疗疾病之目的。

三、熏蒸疗法的特点

熏蒸疗法药物的有效成分,通过皮肤、黏膜、经络等进入人体内发挥作用,避免了药物对胃肠道的刺激,也避免了消化酶分解造成的破坏作用,同时还减轻了肝脏和肾脏的负担。尤其适用于注射怕疼,服药怕苦或难以服药的患者。一般的医务工作者和普通老百姓只要经过很短时间的学习,就可以掌握常用药物和熏蒸方剂的治疗方法。

四、熏蒸疗法的器械

目前市场上的熏蒸疗法器械有很多产品,并不断更新,越来越专业化、实用化,甚至智能化,主要有中药热雾治疗仪(又称定向药透仪)、中药熏蒸床、中药熏蒸仪等(图6-3)。这些器械都是通过热、压力、药物三者之间的协同作用来产生效果,热能疏松肌理、开放毛孔、活血通络、松弛痉挛的肌肉,具有理疗作用,经过汽化的药液分子在压力作用下迅速向患部进行喷射,经过扩张的毛孔、舒张的肌肤渗透到患部,不仅有利于患部对药物的吸收,同时对患部具有按摩作用。

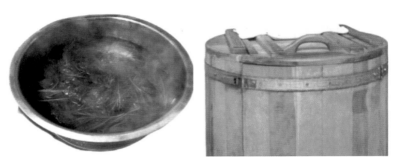

A.普通熏蒸器具

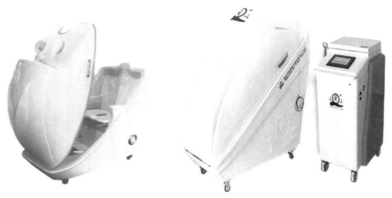

B.中药熏蒸仪

图6-3 中药熏蒸器械

随着我国中医药事业的不断发展壮大,与中医健康保健有关的专业性医院、社区服务中心及个体经营机制越来越多。由于熏蒸疗法不断改良进步,越来越呈现专业化的趋势。中药熏蒸疗法对于许多老年常见病有一定的辅助治疗作用,老年朋友们可以选择在正规医院或有资质的专业服务机构进行治疗,部分简便易行、对器具及药材要求不高的中药熏蒸疗法,也可以在中医师或健康管理师等专业人士的指导下,进行自我治疗。

第二节　中药熏蒸技术操作方法

一、做好准备

(1)保持房间的安静,温、湿度要适宜,室内要通风良好,没有易燃易爆物品。

(2)冬季熏蒸时应注意保暖,夏季要避免风吹。

(3)饭前、饭后半小时内不宜进行全身熏蒸。

二、操作方法

中药熏蒸的方法主要有全身熏蒸法、局部熏蒸法。

(一)全身熏蒸法

按病症配置处方,煎煮后将药液倒入较大的容器,如浴盆或浴池,容器上放置一木板,熏蒸者裸坐其上,外罩塑料薄膜或布单,露出头面,进行熏蒸治疗。熏蒸次数及时间视病情而定,一般为20~40分钟,最长不超过1个小时,每日1~2次。

（二）局部熏蒸法

将中药加热煮沸,倒入容器中,使药液占容器体积的 1/2 以上。将患部置于容器上方,与药液保持一定距离,以感觉皮肤温热舒适为宜,进行熏蒸。可用塑料薄膜或布单围住熏蒸部与容器,以延长熏蒸时间,减少蒸汽散失,从而提高治疗效果。根据患部的不同,局部熏蒸法又分为头面熏蒸法、手足熏蒸法、眼部熏蒸法、坐浴熏蒸法。

1. 头面熏蒸法

将药物煎液倒入清洁的脸盆内,外罩布单,趁热熏蒸头面部。每次 30 分钟,每日 2 次。

2. 手足熏蒸法

将药物加水煎煮,药液倒入脸盆或木桶内,外罩布单,将患处手足与容器封严,趁热熏蒸,熏足时可按摩双足的穴位。每次 30~45 分钟,每日 1~3 次。

3. 眼部熏蒸法

将药物煎煮后,药液滤过,倒入保温瓶内,熏蒸眼部。每次 20~30 分钟,每日 2~3 次。也可用专用蒸汽眼罩。

4. 坐浴熏蒸法

将药物煎汤后,去渣取液置盆中。熏蒸肛门或阴部。每次 20~40 分钟,每日 2~3 次。

三、注意事项

（1）第一次进行中药熏蒸治疗时，温度要适当调低，待适应后再逐渐调高至耐受温度。

（2）熏蒸时应注意与药液保持一定的距离，以感觉皮肤温热舒适为宜，避免被蒸汽烫伤。

（3）全身熏蒸时间不宜过长，熏蒸过程中，如患者发生头晕及不适时，应停止熏蒸，让患者卧床休息。

（4）老年人熏蒸治疗时一定要有人守护，避免烫伤、着凉，或发生意外受伤。如果熏蒸过程中出现头昏、眼花、恶心、颜面苍白、心慌出汗等不适现象，应及时停止，并卧床休息半小时。

（5）熏蒸时若发现皮肤过敏，应立即停止熏蒸，并给予对症处理。

（6）如无效或病情加重，应停止熏蒸治疗，改用其他治疗方法。

（7）全身熏蒸治疗后皮肤血管扩张，全身温热出汗，必须等汗液消退后，穿好衣服后再外出，以免着凉感冒。

（8）应用熏蒸疗法时除要按病辨证、选方用药外，对皮肤有刺激性或腐蚀性的药物不宜使用。

（9）应根据病情，严格控制用量、用法，不要随意添加剂量。未提及可内服者，一律不能口服，还要注意防止药液溅入口、眼、鼻中。

（10）禁用或慎用熏蒸疗法的疾病如下。

1）癫痫、急性炎症、急性传染病、恶性肿瘤、心功能不全、慢性肺心病、严重高血压、严重心脏病、心绞痛、重度贫血、动脉硬化、精神病、青光眼、有开放性创口者，出血病史或出血倾向、哮喘病史或熏蒸用药物过敏史者。

2）妇女月经期及妊娠期不宜进行熏蒸。

3）过度饱食、过度饥饿、过度疲劳、年龄过大或身体不能自理、体质特别虚弱的人也不宜进行熏蒸。

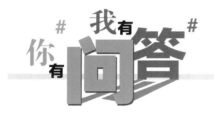

问题 1：我患高血压多年，听说中药熏蒸疗法对高血压疗效好，不用吃药，是真的吗？

答：这不是真的，高血压的病因复杂，至今医学上没有能够治愈高血压的方法。患有高血压的老年朋友要注意防治结合，一定要在正规医院确认后规范用药、终生用药，平时注意少盐少脂，清淡饮食，合理作息，适度运动，保持心情愉悦。可以配合使用中药熏蒸疗法进行辅助治疗。

问题 2：中药熏蒸有毒副作用吗？

答：中药熏蒸安全可靠，毒副作用很小。熏蒸疗法属于中医外治法，利用药物蒸汽对皮肤熏蒸，避免对肝脏、肾脏等器官的损害，不会产生严重的药物不良反应。一般而言，熏蒸所用的药物是天然药物，不含具有刺激性的化学合成物质。只要操作正确，毒副作用较小。

问题3:中药熏蒸治疗有哪些优势?

答:中药熏蒸疗法相对于其他多种疗法而言,具有以下几项独特的优势。①活化细胞:中药熏蒸可使全身细胞活跃,有效改善体质,增强免疫力。②改善循环:中药熏蒸可促进血液流动,激活循环系统,改善人体的多种功能。③清洁皮肤:中药熏蒸可以清除污垢,去除死皮,促进新陈代谢。④消除疲劳:中药熏蒸可使全身放松,缓解压力,愉悦心情,恢复活力。⑤改善睡眠:中药熏蒸可以帮助人进入深度睡眠,醒后倍感轻松精神。⑥美容祛斑:中药熏蒸可调节内分泌,预防妇科病,消除色斑,使肌肤美白。⑦减肥瘦身:中药熏蒸可帮助排汗,燃烧脂肪,有一定的降脂作用。

第三节　中药熏蒸技术在老年常见病中的应用

一、治病康复

(一) 高脂血症

【病因病症】高脂血症是由于血浆脂质中一种或几种成分含量超过正常高限所引起的疾病,一般认为总胆固醇超过 6.0 微摩尔每升或甘油三酯超过 16.0 微摩尔每升,即可诊断为高脂血症。临床上分为原发性和继发性高脂血症两大类。高脂血症是动脉粥样硬化、冠心病、高血压、糖尿病及胆石症等病症的病理学基础。属于中医的"痰证""虚损""胸痹""眩晕"等范畴。中医认为高脂血症的病因、病机是素体脾虚痰盛,或胃火素旺,饮食不节,恣食肥甘,痰浊内生;或年老体虚,脏器衰竭,阴虚痰滞,终至痰积血瘀,化为脂浊内生,滞留体内而为病。中医采用辨证施治,治脾虚痰积以益气健脾、除湿化痰,治胃热脏实以清胃泻热、通腑导滞,治肝肾阴虚以滋补肝肾、养阴降脂,中药熏洗的治疗效果更好。

【处方配伍】丹参 30 克,何首乌 30 克,山楂 30 克,木香 10 克,以上药物加水 300 毫升,浸泡 1 小时,煮沸 15 分钟。

此方中丹参、山楂、何首乌均有降脂效果。丹参活血祛瘀;何首乌补益肝肾;山楂消食化积、活血散瘀;木香健脾和胃。中药熏蒸可以携带药物分子接触皮肤,通过毛细血管直达病患之处,收效良好。

【熏蒸方法】将煎出的药液倒入盆中,趁热将双脚置于盆沿上进行熏蒸,待药汁变温后,浸洗双脚。每次熏洗 30 分钟,每周 3 次,10 次为 1 疗程。每剂中药可连用 2 次。

(二) 肩周炎

【病因病症】肩周炎是以肩关节疼痛和功能障碍为主要症状的常见病症,常为单侧发病,有时也可双侧同时发生。临床表现为肩部疼痛,阵发性或持续性,急性期时疼痛剧烈,夜间加重,活动或休息均可出现。严重者有触痛,疼痛时汗出难耐,不得安睡;部分患者疼痛可向前臂或颈部放射,肩关节活动受限,尤以外展、外旋、后伸障碍显著;严重者不能刷牙、洗脸、梳头、脱衣、插衣兜等,怕冷,甚至局部肌肉萎缩。中医称之为漏肩风,认为本病与气血不足、外感风寒湿邪及外伤劳损有关。

【处方配伍】防风 15 克,红花 15 克,伸筋草 20 克,透骨草 20 克,威灵仙 15 克,川芎 15 克,泽泻 20 克,细辛 5 克,桂枝 15 克,桑枝 15 克,延胡索 20 克,生姜 5 克,共煎之。

【熏蒸方法】中药熏蒸治疗此病疗效好。每日 1 次,每次治疗 30 分钟,10 次为 1 个疗程,疗程间隔休息 7 日,连续治疗 2 个疗程。治疗时患者仰卧,患侧肩部放于熏蒸治疗槽内,肩部上方敷毛巾被,槽内温度可达 42~48 ℃。

本方结合熏蒸疗法,发挥热疗及药物的双重作用,由于蒸汽对身体的蒸腾作用使皮温升高,皮肤毛细血管扩张,促进血液循环及新陈代谢。药物通过扩张的毛孔渗透肌肤,达到驱寒逐痹、通络止痛、舒筋活血的作用。

（三）头　痛

【病因病症】见第二章第三节。

【处方配伍】川芎 12 克,白芍 20 克,白芷 10 克,胆南星 9 克,三七 6 克,僵蚕 10 克,菊花 10 克,白蒺藜 20 克。

本方中川芎取其祛风止痛、活血通络之功,为主药。白芍有养血活血以助化瘀之功;僵蚕搜风通络,以助主药发挥通络作用;白芷疏风止痛,以助祛风之功,共为辅药。菊花具有疏风清热之功;白蒺藜能平肝舒肝,祛风宣散肝经风邪。二药均归肝经,以祛风为主,共为佐药。诸药合用,具有养血祛风、活血通络、祛瘀止痛之功。另外配合引经药,内服外熏并用,使药物直达病所,风邪瘀滞祛,血脉通畅则头痛止。

【熏蒸方法】将药物共入大砂锅内,加水 5 碗,煎至 3 碗,用牛皮纸将砂锅口糊封,并视疼痛部位大小在盖纸中心开孔,令患者痛位对准纸孔;满头痛者,头部对准砂锅口(双目紧闭或用毛巾包之),上面覆盖一块大方手巾罩住头部,以热药汽熏蒸。每日 2 次,在内服中药后 90 分钟时开始熏蒸,每次 10~15 分钟,熏蒸后避风。

(四)痛风

【病因病症】痛风又称高尿酸血症,是长期嘌呤代谢障碍、血尿酸增高引致组织损伤的一组疾病,属于关节炎的一种,为中医"痛痹""历节""脚气"等证。中医认为:其病因,外是因为阴寒水湿袭入皮肉筋脉,内是由于平素肥甘过度,湿壅下焦。寒与湿邪相结郁而化热,停留于肌肤,病变部位红肿潮热,久则骨蚀。

【处方配伍】木瓜 20 克,伸筋草 30 克,威灵仙 20 克,苍术 20 克,败酱草 30 克,黄柏 20 克。方中木瓜、伸筋草、威灵仙活血通络止痛,缓解筋脉痉挛,黄柏、苍术、败酱草具有清热利湿消肿之功效。熏洗浸泡局部红肿关节,借助熏洗的热作用,促进局部血液循环,使药物直达病所,促使热清湿化痛止,气血通畅。

【熏蒸方法】水煎取汁,将煎出的药液倒入盆中,趁热对患处进行熏蒸。待药汁温后,将患处放入药液中浸泡 20 分钟,每晚 1 次。药渣药汁可反复加热熏洗 3 次,15 日为 1 个疗程。

(五)胃肠功能紊乱

【病因病症】胃肠功能紊乱又称胃肠神经症,临床表现为嗳气反复发作,咽部异物感,两胁和胃脘部胀闷、串痛,无饥饿感或时而食欲旺盛,打嗝、口干、口苦、反酸、恶心、呕吐,食后饱胀,上腹不适或疼痛。每遇情绪变化,则症状加重,常伴有失眠、焦虑、注意力不集中、健忘、头痛等症状。中医认为其病为七情内伤所致,亦与饮食失调,肝郁气滞有关。

【处方配伍】何首乌 20 克,黄芪 20 克,桂枝 10 克,当归 15 克,菟丝子 20 克,川芎 10 克,熟地黄 20 克,桑寄生 30 克,牛膝 30 克,巴戟天 10 克,木瓜 20 克,鸡血藤 30 克,党参 30 克。

熏足的中药有活血化瘀、活络祛风、补气养血、调整脏腑功能之效。方中何首乌,补肝肾,益精血;黄芪、党参、当归、熟地黄,补中益气,行滞通弊,补血养血滋阴,活血通络;桂枝、川芎,温经通脉,通阳化气;巴戟天,补肾阳,益精血,强筋骨,祛风湿;木瓜,舒筋通络,化湿和中;鸡血藤、牛膝,活血补血,舒筋活络;菟丝子、桑寄生,补益肝肾,强筋骨。中药熏足可能促进肠胃蠕动,使患者早康复。

【熏蒸方法】患者坐位,将煎出的药液倒入盆中,趁热将双脚置于盆沿上进行熏蒸,待药汁温后,两足平放于药液中浸泡。恒温 30 ℃左右,浸泡 30 分钟,结束后喝温开水 100 毫升,如未排气,12 小时后重复中药熏足,不超过 3 次。

(六) 便秘

【病因病症】见第一章第三节。

【处方配伍】竹叶一锅,绿矾一把。

方中竹叶清热除烦,生津利尿;绿矾燥湿,软坚消积。两药合用清热通便,适用于大便干结、小便短赤、面红心烦,或有身热、口干、口臭、腹胀或痛等者,配以中药熏蒸,携药上行,使药物直达病所。此方有抗炎作用,同时可调动神经调节作用,促进排便,疗效较好。

【熏蒸方法】用武火煮竹叶一锅,趁热倾桶内,撒绿矾一把。坐浴熏蒸。

(七) 痔疮

【病因病症】见第五章第三节。

【处方配伍】荆芥 15 克,蛤蟆草 15 克,马齿苋 15 克,透骨草 15 克,苏木 15 克,防风 12 克,金银花 12 克,连翘 12 克,苦参 12 克,槐角 12 克,生川乌 10 克,生草乌 10 克。

【熏蒸方法】中药置于砂锅,加水 2 000 毫升,武火沸后转文火煎 15 分钟,倒入盆中,置于坐浴凳上。患者洗净患处后先用药液熏蒸 10 分钟,再坐浴 20 分钟,每日 2 次,坐浴结束后局部外涂熊胆消痔灵软膏,7 日为 1 个疗程。

中药熏蒸坐浴疗法是中医外治方法,特点是药物直接作用于痔疮部位,利用中药蒸汽的温热作用,促进皮肤和患部毛细血管扩张,促进局部和全身血液、淋巴循环,提高新陈代谢,改善局部组织营养和全身功能,提高机体免疫力,促进药物渗透,发挥清热解毒、利湿消肿、抗感染、止痛收敛的作用。

(八) 中风后遗症

【病因病症】见第四章第三节。

【处方配伍】小黑药 100 克,豨莶草 100 克,八角枫 50 克,透骨草 100 克,草乌 50 克,川乌 50 克,掉毛草 50 克,川芎 50 克,伸筋草 20 克。

方中小黑药、豨莶草、八角枫,活血化瘀,祛风通络止痛,为治疗半身不遂的主药;透骨草、草乌、川乌,祛风除湿活血,为臣辅之用;掉毛草、川芎,舒筋通络,走窜止痛,以佐前药之功力;伸筋草,舒筋活血,祛风活络,利关节而解痉挛,以利整个方剂更好地发挥作用。全方通过药汽熏蒸、皮肤吸收共奏发汗通气血,有通经活血、解拘止挛、祛风止痛之效。

【熏蒸方法】将药物放入高压锅内煎煮,用橡皮管将药剂接入熏蒸箱内,让患者坐在熏蒸箱内,头部伸出箱外,每次熏蒸 20 分钟左右,每日 1 次,10 次为 1 个疗程,1 个疗程结束后休息 4 日,继续第二个疗程治疗。

药汽通达周身,可很快松弛机体肌肉、神经,使之在舒适的环境中得到调节和休息,提升新陈代谢,以利肢体功能的恢复。

（九）失眠

【病因病症】见第二章第三节。

【处方配伍】熟地黄 20 克,山药 20 克,茯苓 15 克,牡丹皮 15 克,山茱萸 30 克,五味子 25 克,枸杞子 15 克,酸枣仁 15 克,柏子仁 15 克,当归 15 克,龙齿 15 克,朱砂 10 克,黄连 15 克,炙甘草 10 克,煎为汤剂。

方中熟地黄养血滋阴,补精生髓;山药、山茱萸、牡丹皮、枸杞子配伍,可治肾阴不足;茯苓合朱砂、酸枣仁、柏子仁、远志、五味子共奏宁心安神之功;黄连清虚热,龙齿镇静安神,炙甘草具安神之功,又具调和诸药之效。上药合用,共同完成补肾宁心之功。

【熏蒸方法】患者躺在熏蒸箱内(头露箱外),温度控制在39~43 ℃,每次20分钟,每日熏蒸1次。

熏蒸使中药雾化气体中的药物离子直接作用于全身皮肤,调节神经中枢、内分泌及免疫系统,迅速调整人体脏腑气血和免疫功能,从而改善睡眠。

(十) 阿尔茨海默病

【病因病症】阿尔茨海默病是一种进行性发展的致死性神经退行性疾病,临床表现为认知和记忆功能不断恶化,日常生活能力进行性减退,并有各种神经、精神症状和行为障碍,失语、失认或失用和非认知性精神障碍。中医认为其病因是肝肾不足,气血亏虚,治以滋补肝肾、益精健脑。中药熏蒸治疗此病,可改善血液循环,活血化瘀,开窍醒目,疗效显著。

【处方配伍】丹参、山药各50克,远志、五味子各25克。

方中丹参清心除烦,养血安神;山药健脾补肺,益胃补肾,补而不滞,不热不燥,能补脾气而益胃阴;远志安神益智,用于心肾不交引起的失眠多梦、健忘惊悸、神志恍惚;五味子益气,生津补肾宁心。诸药合用养血、安神、益智。中药熏蒸可调和气血阴阳,使气血和顺、阴阳协调,可活血醒脾,疗效良好。

【熏蒸方法】将上述药加清水适量,煎煮30分钟,去渣取汁,与

2 000 毫升开水一起倒入盆中。先熏蒸,待温度适宜时泡洗双脚,每日早晚各一次,每次 40 分钟,20 日为一个疗程。

（十一）咳嗽

【病因病症】咳嗽是人体清除呼吸道内分泌物或异物的保护性呼吸反射动作,虽然有其有利的一面,但剧烈长期咳嗽可导致呼吸道出血,中医以有声无痰称咳,有痰无声称嗽。临床上二者常并见,通常合称为咳嗽。

【处方配伍】艾叶 30~50 克。

艾叶煎汤熏蒸洗浴双脚对风寒咳嗽确有一定效果,原因是双脚经络丰富,穴位甚多,足部经穴与全身各脏腑之间都密切相连,艾叶本性温热,借助水之热气,更有助药性循经脉上入肺肾,进而取温祛寒邪,使肺气得宣,故可散寒又止咳。

【熏蒸方法】将艾叶放入约 1 500 毫升的沸水中,煎 15 分钟,捞去艾叶,将煎出的药液倒入盆中,趁热将双脚置于盆沿上进行熏蒸。每晚进行 1 次,每次 20~30 分钟。

（十二）颈椎病

【病因病症】颈椎病是由于慢性劳损颈椎椎间盘退行性改变、骨质增生、椎体稳定性失稳,导致神经根、椎动脉、脊髓和交感神经受压刺激,从而引起以头、颈、肩、臂多种症状并见为特征的综合征。中医认为病机是肝肾亏虚,精髓不足,气血衰少,盘骨失于濡养,风寒湿邪易于骤袭,痹着经络,气滞血瘀,致使筋骨不利,经脉阻滞气,血不通。治以祛风散寒,活血通络,益气养血。

【处方配伍】制川乌 15 克,制草乌 15 克,透骨草 30 克,伸筋草 30 克,红花 15 克,姜黄 20 克,刘寄奴 20 克。

本方可补肝肾,强筋骨,祛寒除湿,活血温经。方中葛根轻扬升发,又能疏通足太阳膀胱经的经气,舒缓颈部肌肉、韧带。中药熏蒸治疗具有药力明显集中,直达患部,热效应稳定的多重效果,能够扩张血管,加快血液循环,使药物有效成分经皮肤渗透于组织之中,直达病所。

【熏蒸方法】患者取仰卧位,平卧于治疗床上,暴露颈后,患部正对熏蒸孔,熏蒸管近出口处放有上述中药组方的酒精浸出液,熏蒸温度为 45~50 ℃,熏蒸时间为 40 分钟,每日 1 次。

(十三) 皮肤瘙痒

【病因病症】皮肤瘙痒是指无原发皮疹,但有瘙痒的一种皮肤病。属中医"痒风"的范畴。多为阵发性剧烈瘙痒,瘙痒发作常有定时的特点,感情冲动、环境变化及衣服摩擦等刺激,都可引起瘙痒发作或加重。

【处方配伍】当归 30 克,赤芍、苦参、白藓皮、荆芥、麦冬、白蒺藜各 15 克,蝉蜕 10 克。

【熏蒸方法】先将各药粉碎成 5 毫米大小颗粒,用无菌纱布袋包裹,每袋约 130 克,浸泡 30 分钟后放入气疗仪专用药锅内煎煮,产生中药蒸汽送入治疗舱。当治疗舱温度达到 37 ℃时,患者脱衣入舱内熏蒸,温度控制在 42 ℃左右,一次 30 分钟,每日 1 次。

老年性皮肤瘙痒是皮肤科常见疾病,中药熏蒸方法治疗老年性皮肤瘙痒,起效快,疗效好,复发率低,患者易于接受,避免了药液对皮肤的浸泡和药物对消化系统的刺激,减轻了肝肾负担,提高了药物利用度;加之温热蒸汽的镇静安抚作用,可达到快速止痒、减轻症状的效果。

（十四）老年性阴道炎

【病因病症】老年性阴道炎是因为绝经期妇女卵巢功能逐渐衰退,雌激素水平降低,使阴道壁萎缩,黏膜变薄,上皮组织内的糖原含量减少,阴道内抵御病菌的酸性下降,局部抵抗力降低而引起致病菌入侵繁殖而产生的炎症。主要症状有:白带增多,多为黄水样,严重的可表现为脓性,有臭味,有时候是淡粉色的,甚至发生少量阴道出血,常伴有下腹坠胀感。阴道皮肤受炎性分泌物的影响,外阴有瘙痒或灼热感。中医认为它的病因是湿热下注,肝肾阴虚。

【处方配伍】鲜桃树叶120克(干桃树叶20克),蛇床子20克,仙鹤草6克,苦参30克,虎杖10克,枯矾6克,黄柏20克。

中医认为老年女性肝肾亏损,精亏血少,易生风生湿。故本方中桃树叶清热杀虫,治阴疮;蛇床子、苦参、黄柏清热燥湿,杀虫止痒,抑菌消炎;仙鹤草收敛止血;枯矾解毒消肿,收湿止痒;虎杖的特点是活血、解毒、利水而清一切热毒。全方清热燥湿,杀虫止痒,故治疗效果好,且复发率较低。采用熏蒸疗法,药物有效成分借助热蒸汽的作用,更易渗透患部,达到提高疗效的作用。

【熏蒸方法】煎药至 2 000~4 000 毫升,每日早晚熏洗 1 次,每次 30 分钟。每晚熏洗后,临睡前用核桃大小的缚以长棉线的酒精棉球,浸渍中药液塞入阴道中,第二天清晨取出。7 日为 1 个疗程。治疗期间禁止性生活。

二、养生保健

(一) 减肥轻身

熏蒸对减肥有特殊疗效。首先因为肥胖是机体内脂肪积蓄过多,尤其是肌肤皮腠里脂肪堆积过多,充分发汗能促进皮肤腠理血液循环。同时,机体代谢升高而消耗大量热量,有效分解体内脂肪。因此,熏蒸不但促进皮肤腠理脂肪分解,而且对内脏脂肪分解也有明显效果,浴后有轻松感。同时,能对下丘脑摄食中枢有抑制作用,故浴后饥饿感不明显,有别于其他运动项目。

(二) 改善健康

熏蒸时通过药物离子蒸汽的温热刺激引起局部的血管扩张,促进局部和周围的血液循环及淋巴循环,使新陈代谢旺盛,局部组织营养和全身功能得以改善。同时温热的刺激可使全身毛孔开放、出汗,可将体内的新陈代谢产物、非特异性炎症介质、毛孔深处的污垢或有毒粉尘排出体外,既可改善疾病的病情,又可消除运动疲劳,对亚健康状态也有防治的功效。

请将中药熏蒸的情况记录下来吧(表6-1)!

表6-1 中药熏蒸记录及评价

日期								
部位								
熏蒸次数								
皮肤状况								
健康改善情况								

(刘润秋)

第七章
耳穴贴压技术

耳穴贴压的目的

第一节　耳穴贴压的基本知识

情景再现

　　王阿姨,60 岁,患者失眠、多梦十余年。因长期思虑过度,夜晚难以入眠,每天晚上只能睡 2~4 小时,多梦、易醒、醒后不易入睡,平时少气懒言,倦怠无力。近半年服用多种催眠药也难以入眠。王阿姨在医院就诊时听说有一种中医耳穴贴压技术能治疗失眠,当天就接受了这项治疗。经过耳穴贴压治疗后,当天夜晚睡眠得到改善,经过 6 个疗程后,每晚不服催眠药可睡 6~7 小时,自觉头晕、耳鸣、心悸症状消失,随诊一年余,睡眠一直很好,未再服用催眠药。王阿姨改善了睡眠后,把这项神奇的治疗技术告诉了周围的朋友,大家看到王阿姨耳朵上贴的这些豆,都想知道这个豆是按照什么方法贴上去的,贴上之后该怎样进行配合,以及需要注意什么问题。

一、耳穴疗法的前世今生

耳穴疗法是指针刺分布于耳郭上的穴位或采用其他方法刺激耳穴,以诊治疾病的一种方法。耳与经络的联系相当密切。《灵枢经·经脉》内记载了耳部经脉分布情况:手阳明经入耳中;足阳明经上耳前;手太阴经入耳中,出耳前。《灵枢经·口问》载:"耳为宗脉之所聚。"《灵枢经·脉度》载:"肾气通于耳,肾和则耳能闻五音矣。"说明耳与脏腑在生理、病理方面息息相关;耳不单纯是个听觉器官,它还是人体的一部分。采用耳穴疗法可以调理脏腑,起到诊断与治疗的作用。

针灸于 17 世纪传入法国,1957 年法国的医学博士保罗·诺吉尔(P. Nogier)在耳郭里发现了不少新穴位,并提出一个新的理论:耳朵穴位分布恰巧像一个倒置的胎儿(图 7-1)。因此耳穴疗法被广泛运用。耳穴疗法包括耳穴压豆、毫针法、埋针法、电针法、刺血法、艾灸法、梅花针法等,本节仅介绍耳穴压豆疗法。

耳穴压豆疗法是耳穴疗法中最常见的一种方法,其治病范围较广,操作方便,效果良好,具有刺激效应稳定、持久、无创伤、灵活等特点。

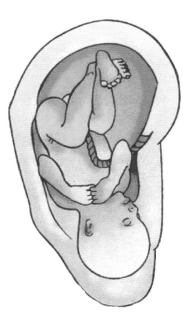

图 7-1　倒置胎儿状的
耳穴分布

二、认识耳穴

（一）耳郭的表面解剖与耳穴的分布

根据中华人民共和国国家标准《耳穴名称与定位》（GB/T 13734—2008），耳郭分为耳轮部13穴、耳舟部6穴、对耳轮部14穴、三角窝部5穴、耳屏部9穴、对耳屏部8穴、耳甲部21穴、耳垂部8穴、耳背部6穴和耳根部3穴，共93穴。如图7-2所示。

1. 耳郭的表面解剖

耳郭的表面解剖共分三面，有11个部分，如图7-3所示。

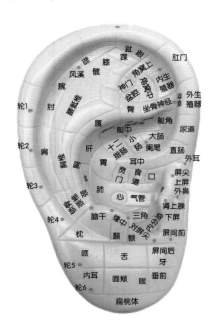

图7-2　耳穴名称和定位

（1）耳轮：耳郭最外缘的卷曲部分；其深入耳腔的横行突起部分为耳轮脚。

（2）对耳轮：在耳轮内侧，与耳轮相对的隆起部；其上方有两分叉，向上一支为对耳轮上脚，向下一支为对耳轮下脚。

（3）三角窝：对耳轮上、下脚之间的三角形凹窝。

（4）耳舟：耳轮与对耳轮之间的凹沟。

（5）耳屏：耳郭前面瓣状突起部分。

（6）屏上切迹：耳屏上缘与耳轮脚之间的凹陷。

（7）对耳屏：对耳轮下方与耳屏相对的隆起部。

（8）屏间切迹：耳屏与对耳屏之间的凹陷。

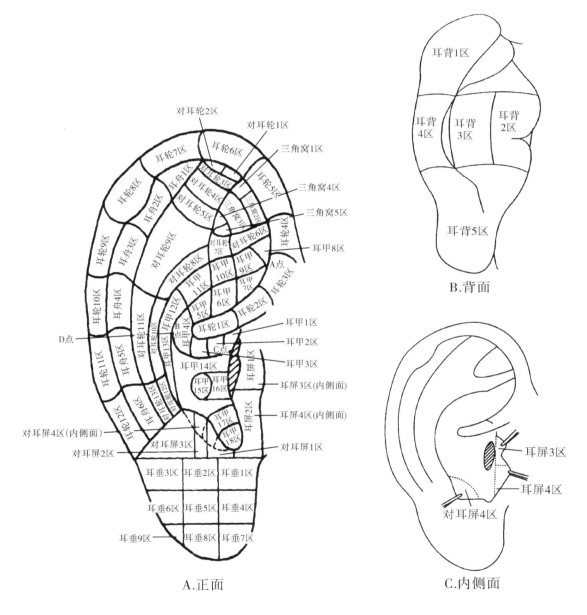

图 7-3　标准耳郭分区

（9）耳垂：耳郭最下部无软骨之皮垂。

（10）耳甲艇：耳轮脚以上的耳腔部分。

（11）耳甲腔：耳轮脚以下的耳腔部分。

（12）耳背：耳郭的后内侧面。

（13）耳根：耳郭与头部相连处。

2. 耳穴的分布与取穴原则

人体发生疾病时，常会在耳部的相应部位出现"阳性反应点"，如压痛、变形、变色、水疱、结节、丘疹、凹陷、脱屑等，这些反应点就是耳针防治疾病的刺激点，又称耳穴。

（1）耳穴的分布：耳穴在耳部的分布有一定的规律，像一个倒置的胎儿，头部朝下，臀部朝上。其分布规律是：与头面部相应的穴位在耳垂或耳垂邻近；与上肢相应的穴位在耳舟；与躯干和下肢相应的穴位在对耳轮和对耳轮上、下脚；与内脏相应的穴位多集中在耳甲艇和耳甲腔；消化道在耳轮脚周围环形排列。

（2）取穴原则：耳穴治病的处方配穴必须遵循以下四条原则。①根据脏腑功能取穴，如眼病取肝，失眠取心，增生性关节炎取肾，皮肤病取肺，胁痛取肝胆等；②根据西医学理论取穴，如神经系统疾病取脑干，各种疼痛取皮质下，妇科病、生殖系统疾病取内分泌，血管性疾病取肾上腺等；③根据疾病部位取穴，如胃病取腹，膝关节炎取膝等；④经验穴，如镇静、止痛取神门等。

（二）常用耳穴的定位与主治

耳郭的分区穴位如图 7-4 所示。

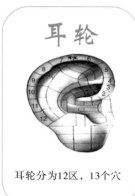

耳轮

耳轮分为12区，13个穴

耳舟

耳舟分为6个区，6个穴

对耳轮

对耳轮分为13个区，14个穴

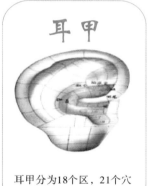

耳甲

耳甲分为18个区，21个穴

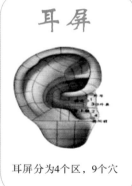

耳屏

耳屏分为4个区，9个穴

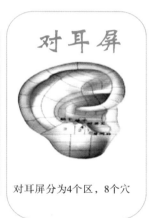

对耳屏

对耳屏分为4个区，8个穴

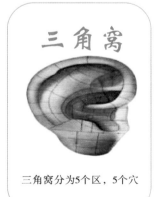

三角窝

三角窝分为5个区，5个穴

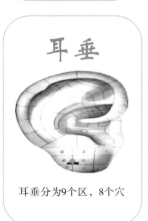

耳垂

耳垂分为9个区，8个穴

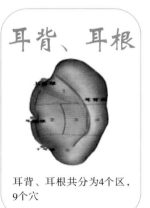

耳背、耳根

耳背、耳根共分为4个区，9个穴

图 7-4　耳郭的分区穴位

（1）交感：在对耳轮下脚末端与对耳轮内侧交界处。主治消化、循环系统功能失调及痛经等。

（2）内生殖器：在对耳轮下脚前方的耳轮处，即耳轮 4 区。主治月经不调、白带、痛经、阳痿、遗精等。

（3）神门：在三角窝后 1/3 的上部，即三角窝 4 区。主治失眠、多梦、炎症、咳喘、眩晕等。

（4）肾上腺：在耳屏游离缘下部尖端，即耳屏 2 区后缘处。主治低血压、昏厥、咳喘等。

（5）皮质下：在对耳屏内侧面。主治失眠多梦、疼痛性病症、智力发育不全等。

（6）内分泌：在内屏间切迹内耳甲腔底部。主治生殖系统功能失调、更年期综合征、皮肤病等。

（7）胃：在耳轮脚消失处，即耳甲 4 区。主治胃痛、呕吐、呃逆、消化不良等。

（8）膀胱：在对耳轮下脚下方中部，即耳甲 9 区。主治膀胱炎、尿闭。

（9）肾：在对耳轮下脚下方后部，即耳甲 10 区。主治泌尿、生殖系统疾病，妇科疾病，腰痛、失眠、眩晕、耳鸣等。

（10）肝：在耳甲艇的后下部，即耳甲 12 区。主治肝气郁结的病证，如胁痛、目疾、月经不调等。

（11）脾：在耳甲腔的后上部，即耳甲 13 区。主治消化不良、腹胀、慢性腹泻、胃痛等。

（12）心：在耳甲腔的正中凹陷处。主治消化不良、腹胀。

（13）肺：在心、气管区周围处，即耳甲14区。主治肺气肿、胸闷、戒断综合征、咳嗽、声音嘶哑、皮肤瘙痒、荨麻疹、便秘、胸满。

（14）耳尖：在耳郭水平向前对折的上部尖端处，即耳轮6、7区交界处。主治发热、高血压、目赤肿痛等；有"三抗一提"作用，即抗过敏、抗风湿、抗感染，提升机体免疫功能。

（15）枕：在对耳屏外侧面的后部，即对耳屏3区。枕为止晕要穴，主治内耳眩晕症、头晕，以及晕车、晕船、晕机等。枕与神门连用，有加强镇静安神作用，常用可镇静安神、降血压、止咳、平喘、止痒、止痛、止吐、止泻等。

（16）小肠：在耳轮脚及部分耳轮与AB线之间的中1/3处，即耳甲6区。主治消化不良、腹痛、肠鸣、便溏、泄泻等；手太阳小肠经证，如耳聋、耳鸣等。

（17）大肠：在耳轮脚及部分耳轮与AB线之间的前1/3处，即耳甲7区。主治相应部位，如肠炎、急慢性结肠炎等；大便秘结或泄泻、腹痛、肠鸣、里急后重、下痢脓血等。

（18）直肠：在耳轮脚棘前上方的耳轮处，即耳轮2区。主治痔疮、肛裂、肛门脓肿等；有双向调节直肠的功能，如治疗便秘、腹泻、肠炎、痢疾。

（19）气管：在心区与外耳门之间，即耳甲16区。主治气管炎、支气管炎、哮喘、急慢性咽炎。

（20）三焦：在外耳门后下，肺与内分泌区之间，即耳甲17区。主治面瘫、面肌痉挛、牙痛、语言障碍、口腔疾患等；调节五脏六腑。

（21）对屏尖：在对耳屏游离缘的尖端。即对耳屏 1、2、4 区交点处。治疗和预防腮腺炎；祛风止痒，治疗皮炎、皮肤瘙痒、神经性皮炎等。

（22）风溪：在耳轮结节前方，指区与腕区之间，即耳舟 1、2 区交界处。主治各种过敏性疾病，如过敏性皮炎、过敏性鼻炎、过敏性结肠炎等；皮肤瘙痒，如荨麻疹、湿疹等。

（23）腹：在对耳轮体前部上 2/5 处，即对耳轮 8 区。主治腹部疾患，如腹痛、腹胀、腹泻、痛经、产后宫缩痛、肠炎、肠结核、便秘、急性腰扭伤等。

（24）内鼻：在耳屏内侧面下 1/2 处，即耳屏 4 区。主治各种鼻部疾患，如鼻炎、过敏性鼻炎、副鼻窦炎、鼻出血、感冒等。

（25）外鼻：在耳屏外侧面中部，即耳屏 1/2 区之间。主治鼻部疾患，如鼻塞、鼻衄、过敏性鼻炎、玫瑰痤疮（酒糟鼻）、鼻部疖肿等。

（26）咽喉：在耳屏内侧面上 1/2 处，即耳屏 3 区。主治咽喉疾患，如咽炎、扁桃体炎、声音嘶哑、失语、哮喘等。

（27）肛门：在三角窝前方的耳轮处，即耳轮 5 区。主治痔疮、肛裂、脱肛、肛门息肉、肛门瘙痒。

（28）颈椎：在颈区后方，即对耳轮 13 区。主治颈椎疾病，如颈椎病、颈项疾病、落枕等。

（29）肩：在肘区的下方处，即耳舟 4、5 区。治疗肩部疾病，如肩周炎、肩关节疼痛、肩关节扭伤、风湿性关节炎等。

（30）指：在耳舟上方处，即耳舟 1 区。主治指及指关节疾病，如甲沟炎、手指麻木和疼痛、指部冻疮、雷诺病等。

（31）胰胆：在耳甲艇的后上部，即耳甲 11 区（左胰右胆）。主治：胆囊相应部位，如胆囊炎、胆石症、胆道蛔虫症等；胰腺相应部位，如胰腺炎、糖尿病、消化不良、肥胖等；以及食欲减退、厌食油腻、腹胀腹泻、黄疸、口苦、呕吐、噩梦善惊等。

（32）缘中：在对耳屏游离缘上，对屏尖与轮屏切迹之中点处，即对耳屏 2、3、4 区交点处。主治：脑垂体功能紊乱、内分泌系统疾病，如垂体病、希恩综合征等；遗尿、高血压等；难产等；内耳眩晕症等。

（33）垂前：在耳垂正面前中部，即耳垂 4 区。又称神经衰弱点，治疗睡眠时间短、早醒、醒后不易入睡等。

（34）耳背沟：在对耳轮体沟和对耳轮上、下脚沟处。主治高血压、神经血管性头痛、眩晕等。

（35）额：在对耳屏外侧面的前部，即耳屏 1 区。主治各种原因引起的前额痛；治疗头昏、麻木、头部沉重感、视力模糊、视力减退、记忆力减退等。

（36）贲门：在耳轮脚下方后 1/3 处，即耳甲 3 区。主治贲门痉挛、反酸、胃灼热、恶心、呕吐、胸部不适等。

（37）渴点：外鼻与屏尖连线的中点稍上方。主治糖尿病、尿崩、神经性多饮。

（38）饥点：外鼻与肾上腺连线的中点稍上方。主治肥胖症、甲状腺功能亢进症、糖尿病及其他善饥饿、腹泻、腹胀、食欲减退等。

（39）感冒：对耳轮上脚前缘与耳轮内缘交界处。主治伤风感冒。

（40）便秘点：对耳轮下脚上缘中前 1/3 处。主治便秘、结肠炎等。

（41）降糖点：小肠与胰胆连线的中点。主治糖尿病。

三、耳穴贴压

（一）耳穴贴压的目的

耳穴贴压法是在耳针疗法的基础上发展起来的一种保健方法，是用胶布将药豆或磁珠准确地粘贴于耳穴处，给予适度的按、捏、压，使其产生热、麻、胀、痛等刺激感应，以达到治疗目的的一种外治疗法。通过刺激耳穴，以疏通经络、调和气血、调理脏腑，从而达到调节神经平衡、镇静止痛、脱敏止痒等治疗疾病的目的。

（二）耳穴的探查方法

耳穴的探查方法可分为观察法、按压法、电阻测定法三种。

1. 观察法

拇、食二指紧拉耳轮后下方，由上至下仔细观察，在病变相应反应处如有变形、变色、丘疹、脱屑、结节、充血、凹陷、软骨增生、色素沉着，以及血管的形状、颜色变异等阳性反应（图 7-5），这些反应处一般有较明显压痛，电测定时电阻较低。

2. 按压法

用探棒、火柴梗、毫针柄等物用轻、慢、用力均匀的压力寻找压痛点。当到压痛点时，患者会出现皱眉、呼痛、躲闪等反应。挑选压痛明显的一点为耳针的治疗点,如反复探查找不到压痛点,可按穴位进行治疗。

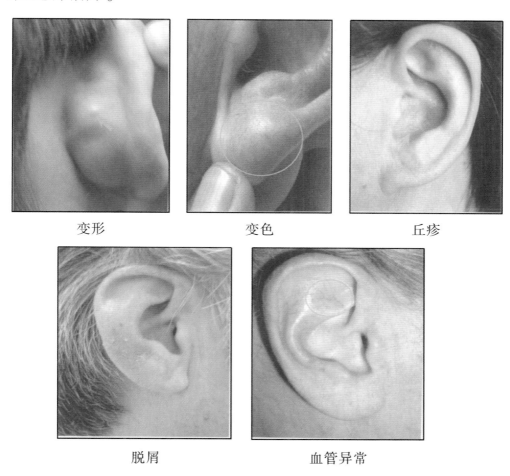

变形 　　　　　　变色 　　　　　　丘疹

脱屑 　　　　　　血管异常

图 7-5　耳穴阳性反应

3.电阻测定法

常用的测定皮肤电阻的"良导点测定仪"(图 7-6),可测定耳穴的电阻。电阻下降的穴位,皮肤导电必然增高,故又称"良导点";电阻低的耳穴可通过指示灯、音响、仪表反映出来,即为要找的穴位,可作为耳穴治疗的刺激点。

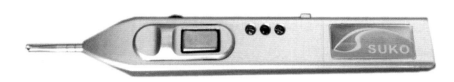

图 7-6　良导点测定仪

（三）耳穴贴压的适应证与禁忌证

1. 适应证

（1）各种疼痛：头痛、三叉神经痛、肋间神经痛、坐骨神经痛等神经性疼痛；扭伤、挫伤、落枕等外伤性疼痛；腰腿痛、肩周炎、肢体麻木；五官、胸腹、四肢等术后所产生的伤口痛。

（2）各种炎症：中耳炎、牙周炎、咽喉炎、盆腔炎、风湿性关节炎、面神经炎、末梢神经炎等。

（3）各种过敏：过敏性鼻炎、哮喘、过敏性结肠炎、荨麻疹等。

（4）辅助治疗：单纯性甲状腺肿、甲状腺功能亢进症、更年期综合征、心律失常、高血压、多汗症、肠功能紊乱、遗尿、癔症等；或催产、催乳；或戒烟、减肥、戒毒等。

（5）预防：感冒、晕车、晕船。

2. 禁忌证

（1）严重器质性疾病（如心脏病）及伴严重贫血者不宜采用。

（2）外耳有湿疹、溃疡、冻疮破溃等不宜采用。

（3）妊娠妇女、有习惯性流产史者宜慎用。

第二节 耳穴贴压技术操作方法

一、做好准备

1. 放松

患者就诊时,先嘱其休息 10 分钟左右,以消除紧张情绪与疲劳,放松体态,松弛肌肉,适应环境,以利操作。同时保持操作室内空气通畅,室温适宜,灯光适度,清洁卫生,使患者有舒适感。

> 操作前自我评估:
>
> 病史＿＿＿＿＿
>
> ＿＿＿＿＿＿＿
>
> 过敏史＿＿＿＿
>
> ＿＿＿＿＿＿＿

2. 评估

操作中,要取得患者积极配合,必须做好评估,询问主要症状、既往史,是否妊娠;体质及对疼痛的耐受程度;有无对胶布、药物等过敏情况;耳郭部位皮肤情况。

3. 告知

告知患者耳穴贴压的作用、简单的操作方法及局部感觉,取得患者配合。

4. 准备物品

治疗盘、王不留行籽或莱菔子(萝卜子)等丸状物、胶布、70%酒精、棉签、探棒、止血钳或镊子、弯盘、污物桶,必要时可备耳穴模型。

二、操作方法

1. 定穴

根据疾病选择穴位,手持探棒自上而下在选区内寻找耳穴的压痛点,同时询问患者有无热、麻、胀、痛的"得气"感觉,确定贴压部位。

2. 消毒

使用75%酒精自上而下、由内到外、从前到后消毒皮肤,待干。

3. 贴压

选用质硬而光滑的王不留行籽或莱菔子等丸状物黏附在0.7厘米×0.7厘米大小的胶布中央,用止血钳或镊子夹住贴敷于选好耳穴的部位上,并给予适当按压(揉),使患者有热、麻、胀、痛感觉,即"得气"。

常用按压手法有三种(图7-7,视频7-1):对压法、直压法和点压法。针对老年人,应逐穴指导按压方法,结合耳穴模型讲解更加直观,便于老年人掌握。并告知相关注意事项,如出现疼痛难忍或药豆脱落,应及时处理。

(1)对压法:用食指和拇指的指腹置于患者耳郭的正面和背面,相对按压,至出现热、麻、胀、痛等感觉。食指和拇指可边压边左右移动,或做圆形移动,一旦找到压痛点,则持续对压20~30秒。对内脏痉挛性疼痛、躯体疼痛有较好的镇痛作用。

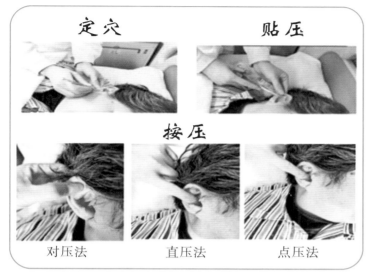

定穴　　　　　　贴压

按压

对压法　　　直压法　　　点压法

图 7-7　耳穴贴压操作过程

视频 7-1　耳穴贴压法

（2）直压法：用指尖垂直按压耳穴，至患者产生胀痛感，持续按压 20~30 秒，间隔少许，重复按压，每次按压 3~5 分钟。

（3）点压法：用指尖一压一松地按压耳穴，每次间隔 0.5 秒。本法以患者感到胀而略沉重刺痛为宜，用力不宜过重。一般每次每穴可按压 27 下，具体可视病情而定。

4.观察及询问

观察患者局部皮肤，询问患者有无不适。

三、注意事项

（1）耳郭局部有炎症、冻疮或表面皮肤有溃破者不宜施行。

（2）耳穴贴压每次选择一侧耳穴，双侧耳穴轮流使用。夏季易出汗，留置时间 1~3 日，冬季留置 3~7 日。

（3）观察患者耳部皮肤情况，留置期间应防止胶布脱落或污染;对普通胶布过敏者改用脱敏胶布。

(4)患者侧卧位耳部感觉不适时,可适当调整。

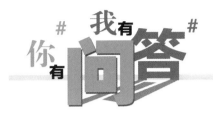

问题 1:做耳穴贴压要评估哪些内容?

答:检查耳郭皮肤情况;了解既往史、当前的主要症状、对疼痛的敏感度、饮食情况、心理状态及合作程度;是否对胶布或磁性的东西过敏;环境方面是否光线充足、清洁、干燥。

问题 2:操作耳穴贴压前需要注意什么?

答:操作前询问饥饱状况,过于饥饿、疲劳、精神紧张状态下,不宜立即进行,操作前应适当休息;对身体虚弱、气虚血亏的患者,刺激时手法不宜过强,并应尽量选用卧位;对初次接受耳穴压豆疗法治疗或精神紧张者做好解释工作。

问题 3:耳穴贴压后需要注意什么?

答:一般耳穴压豆每次贴压后保持 3~7 天。夏天出汗多,贴压耳穴时间不宜过长,建议 3 天更换一次,以防胶布潮湿或皮肤感染。告知患者如果出现贴耳穴部位发痒、发热,甚至疼痛,可能是胶布过敏,应及时与医护人员联系并做相应处理。平时注意防水,胶布湿水后容易脱落,故贴压耳穴后洗澡时应避免弄湿胶布,不宜游泳,以免胶布脱落,使治疗中断。如对胶布过敏者,可用黏合纸代替。

问题 4:耳穴贴压后按压时需要注意什么?

答:耳穴贴压后每天都要进行按压,最少每穴每次按 30 下,每天3~5次。自我按压时持续时间不能超过1分钟,因耳郭血液循环差,容易导致耳郭软骨坏死、萎缩、畸变,故应积极预防;有效的表现为局部酸、麻、胀、痛、灼热感等。对扭伤和肢体活动障碍的患者,压耳时,嘱患者适当活动患部,以增强疗效。如肩周炎患者,耳压时可活动肩关节。

问题5:耳穴贴压后会有哪些不良反应?

答:①胶布过敏反应:表现为被贴耳穴部位皮肤发红、发痒,对胶布过敏者,可缩短贴压时间并加压肾上腺、风溪穴,按压时切勿揉搓,以免搓破皮肤造成感染。②感染:患者在接受耳穴压豆疗法后,如耳郭皮肤出现炎症或冻伤,应及时去除胶布,终止治疗,局部肿胀或表皮溃烂者涂擦碘酊消毒,已感染者及时对症处理,严重者到医院就诊。③疼痛:治疗初期耳穴周围可能会有微痛,部分患者甚至会影响睡眠,这种情况可能会维持几天,适应后症状会消失,无须处理。

第三节　耳穴贴压技术在老年常见病中的应用

一、治疗康复

(一) 失眠

【病因病症】见第二章第三节。

【处方配伍】

主穴:心、神门、皮质下、垂前、枕。

配穴:心脾两虚者加脾;心肾不交者加肾;肝阳扰动者加肝;脾胃不和者加脾、胃;心虚胆怯者加胆、肝。

【耳压方法】

取所有主穴(图7-8),根据辨证选1~2个配穴,多采用磁珠或王不留行籽贴压,每次取两侧耳穴,2~3日换1次,10次为1个疗程。

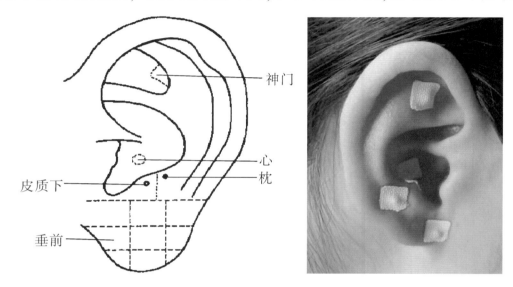

图7-8　失眠取穴

耳穴贴压后要注意:

(1)耳穴贴压疗法治疗失眠效果颇佳,一般2~3次即有明显疗效,如疗效差应分析原因,是否与辨证选穴、治疗方法不当有关。

(2)引起失眠的原因很多,包括生理、病理、心理、精神、躯体等多方面因素,要想巩固疗效,必须有针对病因的治疗。

(3)加强体育锻炼,养成良好的作息习惯。治疗期间不宜饮浓茶、咖啡等。

(二)便秘

【病因病症】见第一章第三节。

【处方配伍】

主穴:大肠、直肠、三焦、交感、皮质下、便秘点、肺。

配穴:伴腹胀胸满、心烦者加肝、腹;气短、肢体乏力加脾;恶心、嗳气加胃;肛裂加肛门。

【耳压方法】取主穴 5~6 个(图 7-9),随证配 1~2 个配穴,用王不留行籽或磁珠贴压行直压或点压刺激手法,每次取一侧耳穴,双耳交替,2~3 日换 1 次,1 次为 1 个疗程(大便前按压有助于排便)。

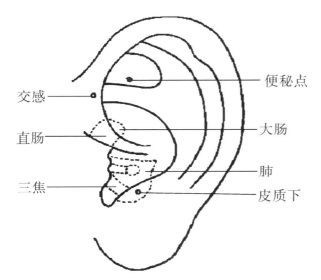
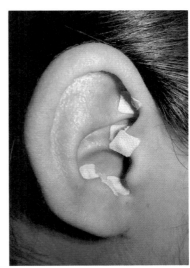

图 7-9　便秘取穴

耳穴贴压后要注意:

(1)患者宜多食蔬菜、水果,多饮水,尤其要多食粗纤维类的瓜果、麻油、蜂蜜。

(2)要养成排便的良好习惯,如定时去厕所引发排便,有便意即去厕所,排便姿势要舒适,排便要尽可能排净。

(3)习惯性便秘耳穴贴压有良好疗效,尽量不用药物以减少副作用,避免对泻药的依赖性。

（4）对于习惯性便秘治疗显效或治愈后，仍需平时经常用指压法或按摩法按揉有关耳穴，以达巩固疗效或预防之目的。

（三）颈椎病

【病因病症】见第一章第三节。

【处方配伍】

主穴：颈椎、肾、肝、相应部位（肩、指等）。

配穴：颈型加枕；神经根型加神门、肾上腺；椎动脉型加心、枕；交感型加交感；脊髓型加脾及肢体相应部位。

【耳压方法】取所有主穴（图 7-10）及相应配穴共 5 个或 5 个以上，用王不留行籽或磁珠贴压，按压方法以对压或直压法为主。先选症状较重的一侧耳穴，左右耳交替，3 日一换，10 次为 1 个疗程，疗程间可休息 3~5 日。

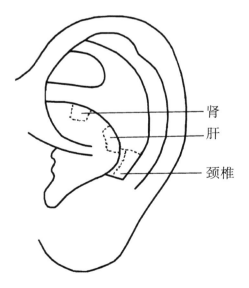
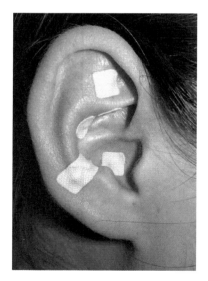

肾
肝
颈椎

图 7-10　颈椎病取穴

耳穴贴压后要注意：

（1）要经常进行体育锻炼，特别是伏案工作者要经常做颈部保健操；避免颈部受凉；查明原因，积极治疗。

（2）耳穴疗法治疗颈椎病，对其症状的改善确有疗效，但影像学改变不大。

（3）耳穴治疗本病，必要时配合体针、按摩、牵引等综合治疗，效果更佳。

（四）糖尿病

【病因病症】见第五章第三节。

【处方配伍】

主穴：胰胆、三焦、内分泌、缘中。

配穴：多饮者加肺，渴点；多食者加脾、胃，饥点；多尿者加肾。

【耳压方法】取以上主穴并随证配穴（图7-11），用王不留行籽或磁珠贴压，行对压或直压手法按压，每次取一侧耳穴，双耳交替隔日一换，10次为一个疗程。

耳穴贴压后要注意：

（1）利用耳穴治疗糖尿病具有一定疗效，有利于改善糖尿病自觉症状和降低血糖、尿糖的作用。若依赖胰岛素治疗的患者，需待治疗过程中自觉症状缓解，控制血糖下降或近正常者，方可适当减少剂量。

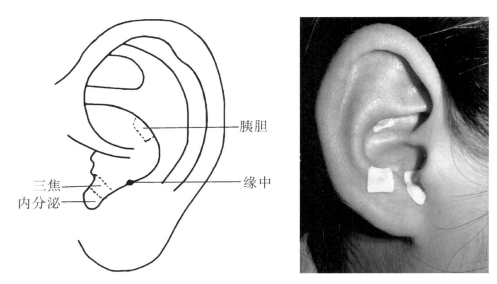

图 7-11　糖尿病取穴

（2）耳穴疗法治疗糖尿病的同时，必须嘱患者配合饮食控制，并适当增加身体锻炼。

（3）由于糖尿病患者极易感染，故耳穴压豆手法不宜过重，贴压保留天数不要过长，以 2~3 日换 1 次为好。

（五）支气管哮喘

【病因病症】见第四章第三节。

【处方配伍】

主穴：肺、气管、对屏尖、肾上腺、内分泌、风溪、交感。

配穴：哮喘重者加神门、枕；痰多者加脾穴，反复发作日久者加肾，兼便秘者加大肠。

【耳压方法】取主穴 5~6 穴（图 7-12），根据病情随证选取配穴，用王不留行药籽或磁珠贴压，以对压或直压手法按压。每次取一侧耳穴，哮喘重者亦可双侧耳穴同取，3~5 日换 1 次，5 次为 1 个疗程。

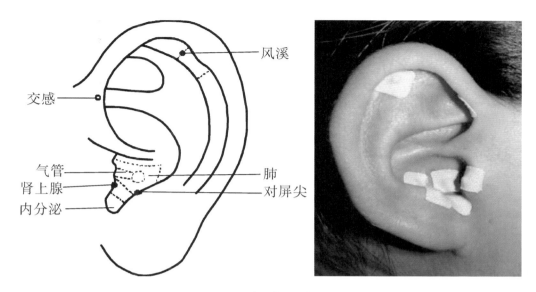

图 7-12　支气管哮喘取穴示意

耳穴贴压后要注意：

（1）耳压疗法对于缓解哮喘发作有一定的疗效。同时,患者应避免接触各种过敏性物质,加强身体锻炼,这对于减少哮喘发作,提高疗效有着重要意义。

（2）哮喘为发作性疾病,哮喘停止发作后应坚持治疗一段时间,以巩固疗效。

（3）对于处于持续哮喘状态的患者,应采取综合治疗方法。

二、养生保健

耳穴贴压可用于补肾健脾,镇静安神。

【耳压方法】取耳穴之神门、交感、肝、肾、目1、目2、眼、脾等为主穴,根据病情再配以相应的耳穴区。采取常规王不留行籽贴压法。并嘱患者或家属每日按压3~4次,至耳部发热、充血。

请把耳穴贴压的情况记录下来吧(表7-1)！

表 7-1　耳穴贴压记录及评价

日期								
选穴								
贴压 左耳/右耳								
每日按压 次数								
皮肤状况								
健康改善 情况								

（郑　佳）

第八章
经穴推拿技术

经穴推拿的作用

第一节　经穴推拿的基本知识

情景再现

　　李先生,60岁,患鼻炎多年,经常鼻塞,甚至影响晚上睡眠。最近看电视节目介绍,按压迎香穴可以缓解鼻塞。他照着揉了几下,却没有立刻见效。后来李先生遇到了社区的小张医生,说了自己的疑惑之后,小张医生也按压了他的迎香穴,结果李先生的鼻塞立刻缓解了。李先生很纳闷,为什么小张医生按压迎香穴有效? 自己该怎么做才能也有效果呢?

一、经穴的由来

　　经络是经脉和络脉的总称,是运行全身气血,联络脏腑形体官窍,沟通上下内外,感应传导信息的通路系统,是人体结构的重要组成部分。《灵枢·脉度》说："经脉为里,支而横者为络,络之别者为孙。"这是将脉按大小、深浅的差异分别称为"经脉""络脉"和"孙脉"。经络主要有十二经脉、十二经别、奇经八脉、十五络脉、十二经筋、十二皮部等。其中属于经脉方面的,以十二经脉为主;属于络脉方面的,以十五络脉为主。它们纵横交贯,遍布全身,将人体内外、脏腑、肢节连为一个有机的整体。经络学是人体针灸和推拿的基础,是中医学的重要组成部分。经络学说是中医学基础理论的核心之一,源于远古,服务当今。在两千多年的医学长河中,经络学说一直为保障中华民族的健康发挥着重要的作用。

腧穴是人体脏腑经络之气输注于体表的部位,是针灸推拿治疗疾病的刺激点与反应点。"腧"与"输"通,有传输、输注的含义;"穴"即孔隙。所以,腧穴的本义是指人体脏腑经络之气传输或输注于体表的肌肉腠理和骨节交会的特定的孔隙。《黄帝内经》又称之为"节""会""气穴""气府"等;《针灸甲乙经》则称之为"孔穴";《太平圣惠方》称之为"穴道";《神灸经纶》则称之为"穴位"。《素问·气府论》解释腧穴是"脉气所发";《灵枢·九针十二原》说腧穴"神气之所游行出入也,非皮肉筋骨也"。说明腧穴并不是孤立于体表的点,而是与深部组织器官有着密切联系的特殊部位。"输通"是双向的。从内通向外,反映病痛;从外通向内,接受刺激,防治疾病。

分布于人体的腧穴很多,大体分为三类:一是经穴,又称十四经穴,分布于十二经脉和任、督二脉上的腧穴,是全身腧穴的主要部分;二是奇穴,又称经外奇穴,凡有一定的穴名,又有明确的部位及治疗作用,但尚未归入十四经脉系统的腧穴,称为奇穴;三是阿是穴,又称压痛点,它既无具体的名称,又无固定的位置,是以压痛点或其他反应点作为腧穴用以治疗。

经络就像一张覆盖全身的无形网,穴位如同一些关键的调节点,身体上有任何风吹草动的异样,经络穴位都会出现反应。身体出现某些病灶,就会麻痹或者堵塞经络,影响血气的运行。正如《黄帝内经》中所说:"经络者,所以决死生,处百病,调虚实,不可不通。"穴位正是天赐的身体调节点,既可养生保健,还可辨证祛病。但经穴推拿也要有专业的指导,取穴是否精准到位、配穴治疗是否正确、按压力度是否合宜,皆关乎性命安危。

二、经络系统的组成

经络系统(图 8-1)由经脉、络脉和连属于体表的十二经筋、十二皮部组成,其中经脉包括十二经脉、奇经八脉、十二经别,络脉包括十五络脉和难以计数的浮络、孙络等。下面主要介绍十二经脉和奇经八脉。

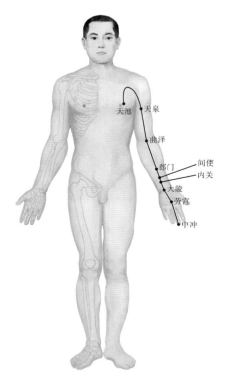

手厥阴心包经穴位图

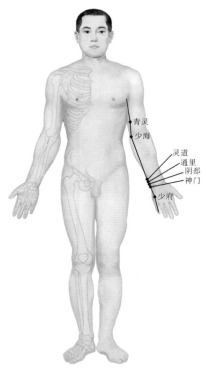

手少阴心经穴位图

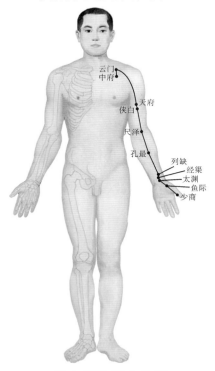

手太阴肺经穴位图

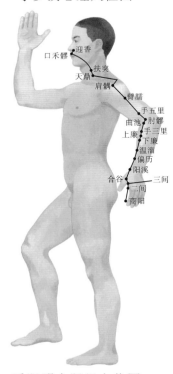

手阳明大肠经穴位图

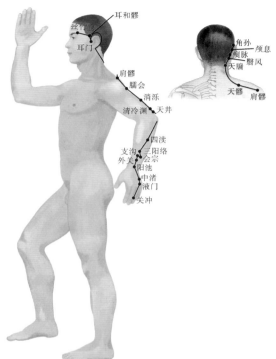

手少阳三焦经穴位图

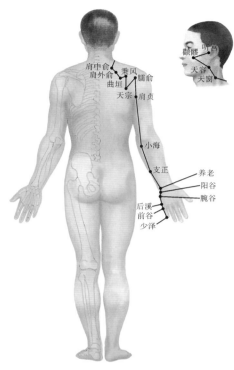

手太阳小肠经穴位图

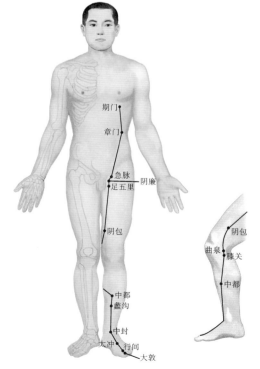

足厥阴肝经穴位图

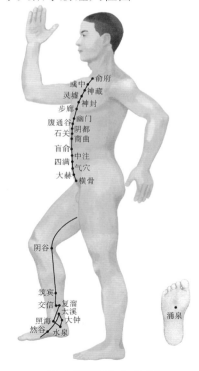

足少阴肾经穴位图

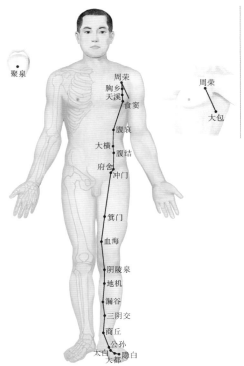

足太阴脾经穴位图

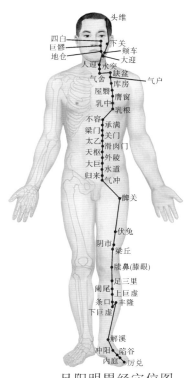

足阳明胃经穴位图

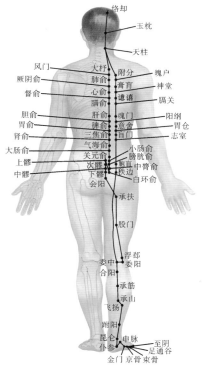

足太阳膀胱经穴位图

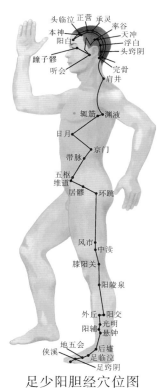

足少阳胆经穴位图

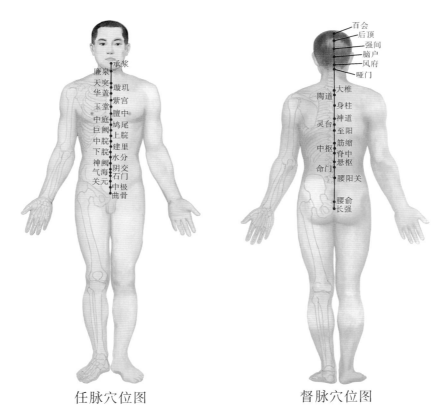

任脉穴位图　　　　　　　督脉穴位图

图 8-1　经络系统

（一）十二经脉

十二经脉是经络系统的主体,是手三阴经(肺、心包、心)、手三阳经(大肠、三焦、小肠)、足三阳经(胃、胆、膀胱)、足三阴经(脾、肝、肾)的总称,又称为"正经"。

1.十二经脉的名称

十二经脉的名称是根据手足、阴阳、脏腑来命名的。首先用手、足将十二经脉分为手六经和足六经。根据中医理论,内属阴,外属阳,脏属阴,腑属阳,因此属于五脏和心包、分布于四肢内侧的经脉为阴经,属于六腑、分布于四肢外侧的经脉为阳经。根据阴阳消长的规律,阴阳又分为三阴(太阴、厥阴、少阴)、三阳(阳明、少阳、太阳)。十二经脉与脏腑有联属的关系,根据经脉联属的脏腑进一步命名,如联属于肺脏的为肺经,联属于大肠腑的为大肠经。根据上述命名规律,十二经脉的名称即为手太阴肺经、手阳明大肠经、足阳明胃经、足太阴脾经、手少阴心经、手太阳小肠经、足太阳膀胱经、足少阴肾经、手厥阴心包经、手少阳三焦经、足少阳胆经、足厥阴肝经。

2. 十二经脉在体表的分布规律

十二经脉左右对称地分布于人体体表的头面、躯干和四肢。正立姿势、两臂自然下垂、掌心向内、拇指向前为标准体位。十二经脉中六条阳经分布于四肢外侧和头面、躯干,其中上肢外侧的是手三阳经,下肢外侧的是足三阳经,其分布规律是阳明在前、少阳在中(侧)、太阳在后。六条阴经分布于四肢内侧和胸腹,其中上肢内侧是手三阴经,下肢内侧、足上肢内侧是手三阴经,下肢内侧是足三阴经。手三阴经的分布规律是太阴在前、厥阴在中、少阴在后。足三阴经在内踝上 8 寸以下,分布规律是厥阴在前、太阴在中、少阴在后;在内踝上 8 寸以上,分布规律为太阴在前、厥阴在中、少阴在后。

3. 十二经脉表里属络关系

十二经脉在体内与脏腑相联属,脏腑有表里相合的关系,十二经脉之阴经和阳经亦有明确的脏腑属络和表里关系。其中阴经属脏络腑主里,阳经属腑络脏主表。如手太阴肺经属肺络大肠,手阳明大肠经属大肠络肺,足阳明胃经属胃络脾,足太阴脾经属脾络胃,手少阴心经属心络小肠,手太阳小肠经属小肠络心,足太阳膀胱经属膀胱络肾,足少阴肾经属肾络膀胱,手厥阴心包经属心包络三焦,手少阳三焦经属三焦络心包,足少阳胆经属胆络肝,足厥阴肝经属肝络胆。

十二经脉之间存在表里配对关系。如《素问·血志形气》所载:"足太阳与少阴为表里,少阳与厥阴为表里,阳明与太阴为表里,是为足阴阳也。手太阳与少阴为表里,少阳与心主为表里,阳明与太阴为表里,是为手之阴阳也。"互为表里的经脉在生理上有密切联系,病变时会相互影响,治疗时可相互为用。

4. 十二经脉循行走向与交接规律

十二经脉循行走向(图 8-2)的规律是:手三阴经从胸走手,手三阳经从手走头,足三阳经从头走足,足三阴经从足走腹(胸)。十二经脉相互交接的规律是:①相表里的阴经与阳经在四肢末端交接,如手太阴肺经与手阳明大肠经交接于食指端;②同名的阳经与阳经在头面部交接,如手阳明大肠经与足阳明胃经接于鼻旁;③相互衔接的阴经与阴经在胸中交接,如足太阴脾经与手少阴心经交接于心。

(二) 奇经八脉

奇经八脉指督脉、任脉、冲脉、带脉、阴维脉、阳维脉、阴跷脉、阳跷脉八条,因与十二经脉不同而别道奇行,故称为奇经八脉。奇经八脉循行分布和功能见表 8-1。

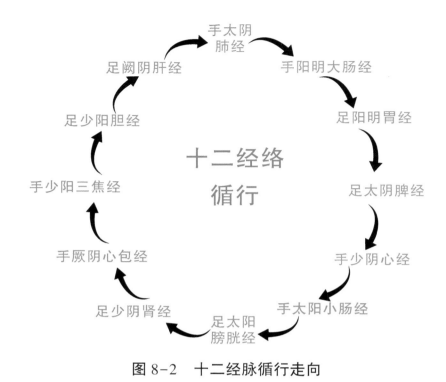

图 8-2　十二经脉循行走向

表 8-1　奇经八脉循行分布和功能

奇经八脉	循行分布	功能
任脉	腹、胸、颏下正中	总任六阴经,调节全身阴经经气,故称"阴脉之海"
督脉	腰、背、头面正中	总督六阳经,调节全身阳经经气,故称"阳脉之海"
冲脉	与足少阴经并行,环绕口唇,且与任、督、足阳明经等有联系	涵蓄十二经气血,故称"十二经之海",又称"血海"
带脉	起于胁下,环腰一周,状如束带	约束纵行躯干的诸条经脉
阴维脉	起于小腿内侧,并足太阴、厥阴上行,至咽喉合于任脉	维系全身阴经

续表 8-1

奇经八脉	循行分布	功能
阳维脉	起于足跗外侧,并足少阳经上行,至项后会于督脉	维系全身阳经
阴跷脉	起于足跟内侧,伴足少阴等经上行,至目内眦与阳跷脉会合	调节下肢运动,司寤寐
阳跷脉	起于足跟外侧,伴足太阳等经上行,至目内眦与阴跷脉会合	调节下肢运动,司寤寐

奇经之"奇"含义有二:一指"异",它们与十二正经不同,既不直属脏腑,除任、督外又无专属穴位和表里配合关系,且"别道奇行";二指单数,偶之对,因奇经没有表里配合关系。

奇经八脉中的任脉和督脉,各有其所属的腧穴,故与十二经相提并论,合称"十四经",其他六条奇经则没有专门的腧穴。

奇经八脉理论是经络理论的重要内容之一。在临床实践中,无论是对诊断辨证,还是针灸治疗选穴配方及中医辨证治疗,都有重要指导意义。八脉交会穴、灵龟八法和飞腾八法,都是这一理论的具体运用。

三、腧穴定位的方法

人体腧穴各有自己的位置。腧穴定位的准确与否,可直接影响治疗效果。现代临床常用的腧穴定位与取穴法有骨度折量法、体表标志法和指寸定位法。

骨度折量法是将人体的各个部位分成若干等分,折量取穴的方法,每一等分作为1寸(图8-3)。

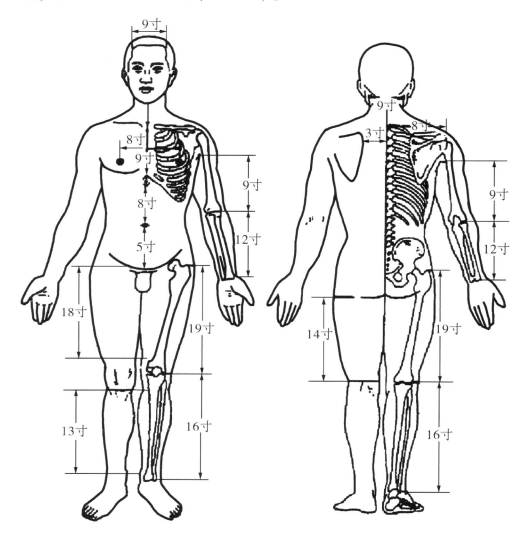

图 8-3　骨度折量法

体表标志法以人体各种体表解剖标志作为取穴的依据。如两眉之间取印堂穴,两乳之间的中点取膻中穴等。

指寸定位法以手指的宽度为标准,作为取穴的尺寸(图8-4)。如中指中节两端横纹头之间为1寸,称中指同身寸。拇指指关节的横度为 1 寸,称拇指同身寸。将食指、中指、无名指和小指并拢,以中指中节横纹处为 3 寸,称一夫法。

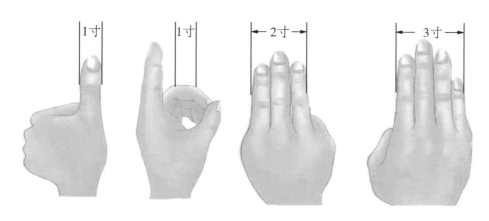

图 8-4　指寸定位法

四、腧穴的治疗作用

腧穴的主治特点主要表现在三个方面,即近治作用、远治作用和特殊作用。

(一) 近治作用

近治作用是指腧穴具有治疗其所在部位局部及邻近组织、器官病症的作用。这是一切腧穴主治作用所具有的共同的和最基本的特点,是"腧穴所在,主治所在"规律的体现。如眼区周围的睛明、承泣、攒竹、瞳子髎等经穴均能治疗眼疾;胃脘部周围的中脘、建里、梁门等经穴均能治疗胃痛;膝关节周围的鹤顶、膝眼等奇穴均能治疗膝关节疼痛;阿是穴可治疗所在部位局部的病痛等。

（二）远治作用

远治作用是指腧穴具有治疗其远隔部位的脏腑、组织器官病症的作用。腧穴不仅能治疗局部病症，而且有远治作用。十四经穴，尤其是十二经脉中位于四肢肘膝关节以下的经穴，远治作用尤为突出。如合谷穴不仅能治疗手部的局部病症，还能治疗本经所过处的颈部和头面部病症，这是"经脉所过，主治所及"规律的体现。

（三）特殊作用

特殊作用指有些具有双向良性调整作用和相对特异的治疗作用。所谓双向良性调整作用，是指同一腧穴对机体不同的病理状态，可以起到两种相反而有效的治疗作用。如腹泻时针天枢穴可止泻，便秘时针天枢穴可通便；内关可治心动过缓，又可治心动过速；针刺足三里穴既可使原来处于弛缓状态或处于较低兴奋状态的胃运动加强，又可使原来处于紧张或收缩亢进状态的胃运动减弱。此外，腧穴的治疗作用还具有相对的特异性，如大椎穴退热、至阴穴矫正胎位、阑尾穴缓解阑尾炎引起的疼痛等。特定穴更是腧穴相对特异治疗作用的集中体现。

第二节 经穴推拿技术操作方法

一、做好准备

推拿作为一种治疗手段,在治疗之前要做一些准备,主要是进行评估,包括以下两个方面。

(一)操作前评估

1. 全身评估

包括评估基础疾病,有无高血压、高脂血症、糖尿病等,这类疾病往往会对血管产生影响。血管或多或少存在着堵塞的情况,特别是颈部的动静脉,在做颈部推拿的时候要特别注意。如果手法不当、力量过大,会导致血管损伤及血管内血栓掉落,从而发生意外情况。

2. 局部评估

如颈椎、腰椎不好,最基本的是要进行 X 射线检查,以排除推拿禁忌证。因为在临床中经常会发现部分脊椎肿瘤、炎症、结核也会引起腰痛、颈痛,与普通颈痛、腰痛并无区别。所以这个时候要进行必要的检查,既排除推拿禁忌证,也是为了推拿的安全着想。

(二)其他准备

(1)在与患者沟通前,要做好心理和生理的准备。

（2）正确选择并准备好按摩巾、按摩床、按摩膏、卫生纸。

（3）在治疗过程中,确保患者保持合适体位。

二、操作方法

（一）推法

1.指推法(图8-5,视频8-1)

视频8-1　指推法

（1）施力部位:手指。

（2）动作要领:用拇指指腹及侧面在穴位或局部做直线推进,其余四指辅助,每次按摩可进行4~6次。

（3）适用部位:范围小的酸痛部位,如肩膀、腰及四肢。

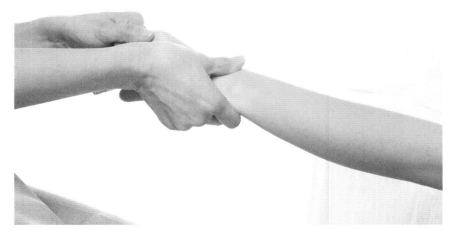

图8-5　指推法

2. 掌推法(视频8-2)

视频8-2　掌推法

(1)施力部位:手掌。

(2)动作要领:利用手掌根部或手指按摩。面积较大或要加强效果时,可用双手交叉重叠的方式推压。

(3)适用部位:面积较大的部位,如腰背和胸腹部。

3. 肘推法(视频8-3)

视频8-3　肘推法

(1)施力部位:肘部。

(2)动作要领:将手肘弯曲,并利用肘端施力推进。

(3)适用部位:由于较刺激,适用体形较胖者及肌肉丰厚之处,如臀部和腿部。

(二) 拿捏法

1. 拿法(视频8-4)

视频8-4　拿法

(1)施力部位:用拇指与食、中指,或用拇指与其余四指罗纹面着力。

(2)动作要领:拇指与其余手指做对称性相对用力,在一定的穴位或部位上进行一紧一松的捏提动作,即"捏而提起,谓之拿"。

（3）适用部位：常用在颈部和肩部及四肢部位的按摩。

2. 捏法（视频8-5）

视频8-5　捏法

（1）施力部位：拇指和食、中两指。

（2）动作要领：用拇指和食、中两指相对，挟提皮肤，双手交替捻动，向前推进。

（3）适用部位：多用于脊椎部、背部膀胱经、督脉，故称之"捏脊疗法"。

（三）按压法

1. 指按法（图8-6）

（1）施力部位：手指。

（2）动作要领：以拇指指腹在穴位或局部做定点穴位按压。

（3）适用部位：全身。

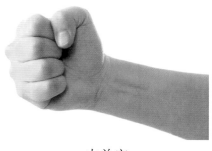
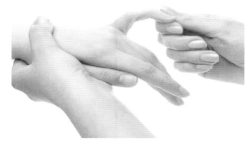

内关穴　　　　　　　　　　指按法

图8-6　指按法

2. 掌按法(图 8-7)

(1)施力部位:手掌。

(2)动作要领:利用手掌根部,手指合并或双手交叉重叠的方式,针对定点穴位进行自上向下的按压。

(3)适用部位:面积较大、平坦的部位,如腰背及腹部。

3. 肘压法(图 8-8)

(1)施力部位:肘部。

(2)动作要领:将手肘弯曲,利用肘端针对定点穴位施力按压。

(3)适用部位:由于刺激较大,适用于体形较胖、感觉神经较迟钝者,以及肌肉丰厚的部位,如臀部和腿部。

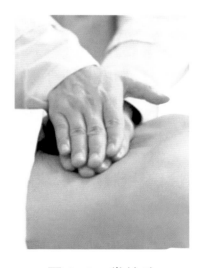

图 8-7　掌按法

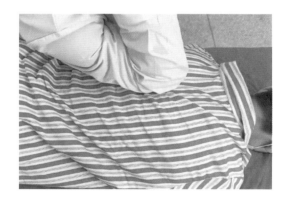

图 8-8　肘压法

（四）揉摩法

揉法和摩法的动作路线都是环形,区别是揉法压力较大,而摩法压力较轻。

1. 揉法(视频8-6)

(1)施力部位:指、掌、掌根、小鱼际、四指近侧指间关节背侧突起、前臂尺侧肌群肌腹或肘尖。

(2)动作要领:以指、掌、掌根、小鱼际、四指近侧指间关节背侧突起、前臂尺侧肌群肌腹或肘尖为着力点,在治疗部位带动受术皮肤一起做轻柔缓和的回旋动作,使皮下组织层之间产生内摩擦。

(3)适用部位:全身。

A.掌揉法　　　　　B.指揉法　　　　　C.肘揉法

视频8-6　揉法

2. 摩法(视频8-7)

这是推拿按摩手法中最轻柔的一种,力度仅仅限于皮肤及皮下。

(1)施力部位:手指或手掌。

(2)动作要领:利用食指、中指和无名指等指腹、手掌掌面或根部进行轻柔揉按摩。

(3)适用部位:指摩法多用于胸部和腹部;掌摩法多用于脸部、胸部和腿部。

A.掌摩法　　　　　B.指摩法

视频8-7　摩法

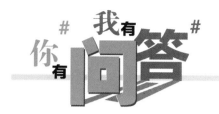

问题1:哪些时间禁止推拿?

答:饭后半小时内禁止推拿。饭后,人体的血液集中在胃肠,此时若推拿,易造成消化不良。

发热37.5 ℃以上禁止推拿。因推拿穴位会对身体产生强烈刺激,发热时推拿易使病情加重。

酒后禁止推拿。喝酒后最好不要推拿,易发生呕吐、不适的症状。

穴位周围有异常时禁止推拿。如关节肿痛、骨折、脱臼等肌肉关节伤害;刀伤、烧烫伤、擦伤等皮肤外伤或湿肿疮等皮肤病。

饥饿或疲劳时禁止推拿。人体处于饥饿或疲劳时,体内血糖偏低,推拿反而会耗损能量。

月经期禁止推拿。月经期时要排出子宫内的经血,有些穴位会刺激神经反射而造成子宫平滑肌收缩,形成经血量过多等情况,但在经期前并不会产生影响。

问题2:推拿的最佳时间是什么时候?

答:早起后适合推拿,因为早上刚醒来,气血最平稳,是推拿的好时机。

洗完澡适合推拿,因为洗完澡后身体血液循环加快,此时推拿效果更佳。

睡前适合推拿,因为晚上睡前准备休息,心情一般比较放轻,也适合推拿。

问题3:推拿前应当注意什么?

答:推拿前双手宜先洗净,剪短指甲,拿下戒指,避免伤及肌肤;最好双手搓热,可提高疗效。

问题4:推拿中应当注意什么?

答:尽量采取最舒适的姿势,可减少因不良的姿势引起的酸麻反应,力度不应忽快忽慢,宜平稳、缓慢进行。

问题5:推拿后应当注意什么?

答:推拿后可饮500毫升温开水,促进新陈代谢;不可立刻用冷水洗手和洗脚,一定要用温水将手脚洗净,且双脚要注意保暖。

第三节 经穴推拿技术在老年常见病中的应用

一、治疗康复

(一)鼻出血

【病因病症】鼻出血,中医称为鼻衄。一般情况下,鼻出血不外乎两个原因:外因(外伤)和内因(热盛、气虚)。

【推拿方法】若是外因造成的,可以冷敷配合压迫止血。将凉水打湿的手帕或毛巾敷于额部或直接敷于鼻部并轻轻压迫;若仍不能止住出血,请加用后面的经穴推拿法。若是非外伤而突然出现的鼻出血,特别是发生在较炎热的夏秋季,多数是因为体内邪热聚积过多引起的,因此,这种鼻出血是身体的一种保护性反应,目的是使体内的热毒随血液排出,若出血量少不用过于担心。除了止血以外,更重要的是帮助身体排泄邪热。否则,即便这次止住了,很快又会有第二次出血。若出血量较多,可首先进行止血,然后使用经穴排泄体内积热。

1. 止血

突然出现鼻出血,患者可以用单手食指按压鼻出血的鼻翼侧,同时使用冷毛巾来冷敷前额部及后枕部,可以快速止血。一般情况下出血部位是在鼻中隔的前下部或者下鼻甲前端,正好处于鼻翼处,按压后鼻出血很快就能止住(图8-9)。

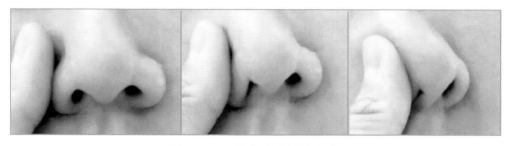

图8-9　鼻出血按压止血

2. 泻热

用手指掐按颈后部大椎穴、两肘部的曲池穴、腿腘窝后部的委中穴各100次(图8-10)。

如经上述治疗仍不能很好地止血,鼻出血反复发作,或者无明显诱因也无明显热象而反复发生的鼻出血,应去医院就诊,找到出血原因,进行恰当治疗。

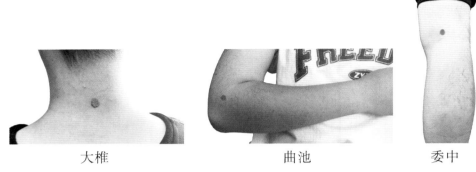

| 大椎 | 曲池 | 委中 |

图 8-10　泻热穴位

（二）牙痛

【病因病症】牙痛是口腔疾患中最常见的症状,牙齿及周围组织的疾病,牙邻近组织的牵涉痛及全身疾病均可引起牙痛。由于手足阳明经之循行分别入于上下齿,肠胃积热、风邪外袭、肾阴不足等皆可引起牙痛。牙痛在中医学上分三型,症状不一:风火牙痛表现为牙痛强烈、齿龈肿胀,兼形寒身热;实火牙痛表现为牙痛甚剧、牙龈红肿,兼口臭、口渴、便秘;虚火牙痛表现为牙痛时作时止,常在夜晚加重,呈慢性轻微疼痛,齿龈松动咀嚼无力。

【推拿方法】按下面的方法通过自我的经穴治疗则能得到有效缓解(图 8-11)。

（1）用手指点按肘部的曲池穴、虎口部的合谷穴、足部的行间穴和内庭穴各 60 次。

（2）揉按面部疼痛侧的颊车穴、太阳穴、耳前一指处的凹陷及耳垂后部的凹陷各 30 次。

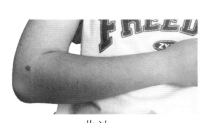

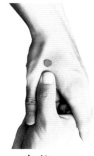

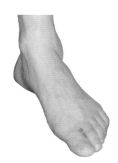

曲池　　　　　　　　　合谷　　　　　　　　行间

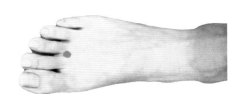

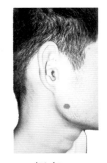

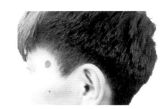

内庭　　　　　　　　颊车　　　　　　　　太阳

图 8-11　牙痛按揉穴位

（三）胃　痛

【病因病症】见第二章第三节。

【推拿方法】治疗以理气和胃为大法,根据不同证候,采取相应治法。

（1）按揉内关穴、中脘穴、天枢穴、足三里穴各 60 次（图 8-12）。

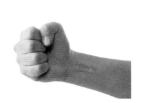

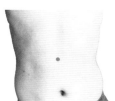

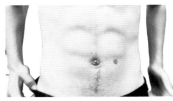

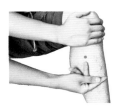

内关　　　　　中脘　　　　　　天枢　　　　　　足三里

图 8-12　胃痛按揉穴位

（2）沿腹部胃经循行路线从上至下用拇指推15~20次，再用两手重叠按顺时针方向（由右向左）稍用力在上腹部做环行推摩（图8-13）。

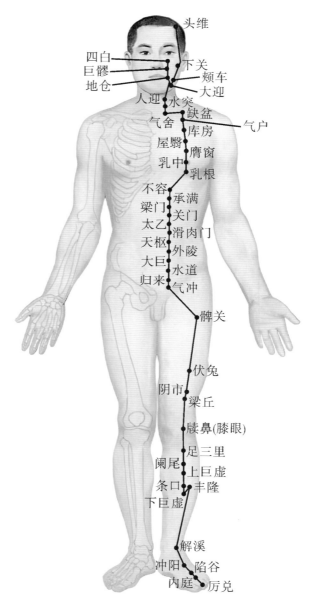

图8-13　胃痛指推胃经穴位

（3）由下至上捏脊 5~10 次（图 8-14）。

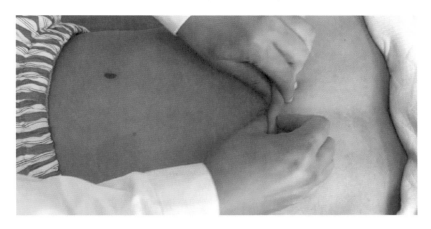

图 8-14 胃痛捏脊

（四）肩颈劳损

【病因病症】长时间维持同一种姿势或重复的操作都会导致肩颈部气血流通缓慢，产生肌肉僵硬、麻木，并产生酸胀、疼痛等不舒服感觉。长此以往，肌肉就会逐渐失去本身的弹性，可诱发肩周炎、颈椎病、肌肉萎缩等疾病。

【推拿方法】

（1）两脚分开站立，与肩同宽。做扩胸运动 15 次，再将两肩用力向后拉伸 15 次。

（2）两手臂屈曲，做肩部的环绕运动各 15 次，左右肩一上一下，呈轮转状，上绕时配合同侧转腰。

（3）按揉颈部风池、颈百劳、肩井、天宗穴各 30 次，再按揉肩颈部肌肉 3 分钟（图 8-15）。

（4）颈部的左右、前后及上下运动各 10 次。

（5）用空拳或侧掌敲打两侧颈肩部各 30 次后，做甩手运动 15 次。

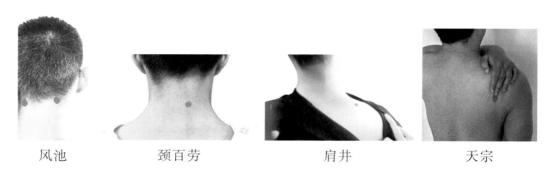

| 风池 | 颈百劳 | 肩井 | 天宗 |

图 8-15　肩颈劳损按揉穴位

（五）过敏性鼻炎

【病因病症】过敏性鼻炎、慢性鼻炎的人，时常喷嚏连天，要么鼻涕不断，要么鼻塞、鼻痒，香臭不知，就连说话也带着重重的鼻音。而且一不小心慢性就转成急性发作，把鼻尖、嘴唇都擦得又红又痛不说，连带整个头也又重又痛。

【推拿方法】

（1）点按面部的印堂、鼻通、迎香穴各 30 次（图 8-16）。

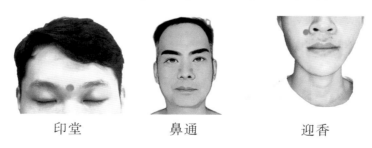

| 印堂 | 鼻通 | 迎香 |

图 8-16　过敏性鼻炎点按穴位

（2）用食指或拇指擦鼻沟 30 次。

（3）用食指或中指从印堂穴向头顶方向推 30 次。

（4）以一手的食、中二指分开置于两眉头,两指间距离不变向上推至头顶 30 次。

（5）请家人帮助揉按背部的大椎、风门、肺俞穴各 30 次（图8-17）。

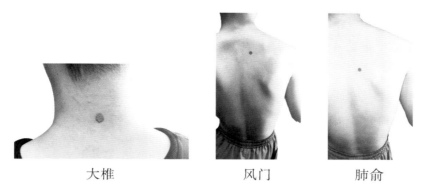

大椎　　　　　　风门　　　　　　肺俞

图 8-17　过敏性鼻炎揉按背部穴位

（六）头痛

头痛的部位不同,推拿的方法也不完全一样。

1.两侧头痛

【病因病症】见第二章第三节。

【推拿方法】身体里主管情绪与精神的经脉是肝,而头部两侧的区域则属于足少阳胆经,因此对于头部侧面疼痛的治疗,主要用到肝、胆这两条经。

（1）点按头后部的风池穴、耳尖上部的率谷穴、两侧的太阳穴各 30 次（图8-18）。

（2）两手食、中、无名三指自然分开,每指相隔 1 厘米左右,将食指置于太阳穴处,从耳前向耳上部再向耳后部呈弧线推动 30 次（图8-19）。

（3）点按手腕附近的外关穴、足部的太冲穴各 30 次（图 8-20）。

（4）单手五指自然分开，用指腹敲击侧头部 15～30 次。

（5）用手指推足背第二、三指和四、五指之间的肝经和胆经，从脚踝部向脚趾方向推 30 次。

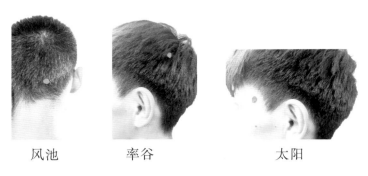

风池　　　　　率谷　　　　　　太阳

图 8-18　两侧头痛点按头部穴位

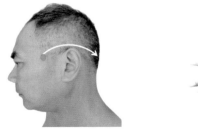 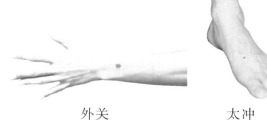

外关　　　　　太冲

图 8-19　两侧头痛推法　　　**图 8-20　两侧头痛点**

按手、足部穴位

2. 前额头痛

【病因病症】见第二章第三节。

【推拿方法】

（1）点按面部的印堂、攒竹穴（图 8-21），各 30 次。

（2）将一手的中指定位于印堂穴，食指和无名指分别置于两侧眉头的攒竹穴，三个手指按此分布向头顶稍用力推 30 次。

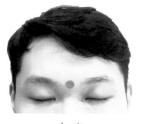

印堂　　　　攒竹

图 8-21　前额头痛点按面部穴位

（3）点按腿部的血海、足三里穴,足部的内庭穴,虎口部的合谷穴各 30 次(图 8-22)。

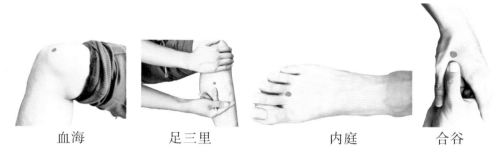

血海　　　　足三里　　　　内庭　　　　合谷

图 8-22　前额头痛点按四肢穴位

（4）两手握拳,掌心向面,以两手四指的中节平面敲击前额部 30~50 次。

3. 头顶头痛

【**病因病症**】见第二章第三节。

【**推拿方法**】

（1）点按头顶部的百会穴和四神聪穴各 30 次(图 8-23)。

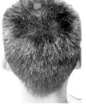
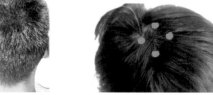

百会　　　　四神聪

图 8-23　头顶头痛点按头部穴位

247

（2）点按腿部的阳陵泉、三阴交、太冲穴（图 8-24），各 30 次。

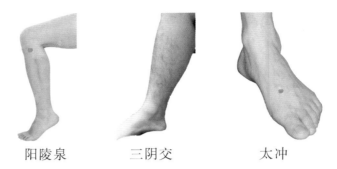

阳陵泉　　　　　三阴交　　　　　太冲

图 8-24　头顶头痛点按腿部穴位

（3）单手五指屈曲呈爪状，抓头顶部头皮 15~30 次。

（4）两手五指自然分开，两手小指放于前头部正中线上，两手拇指放左右侧太阳穴处，各指指腹贴住头皮，由前向后推 30 次。

（5）一手五指自然分开，用手指指腹敲击头顶部 15~30 次。

4. 后头痛

【病因病症】头后部的疼痛，经常与感冒和血压异常有关。如果每天中午以后都会出现头后部的胀痛或疼痛，最好先检查一下血压情况。

【推拿方法】

（1）点按头后部的风府、风池穴各 30 次（图 8-25）。

（2）两手五指自然分开，每指约相距 1 厘米左右，从上向下梳理头后部 30 次。

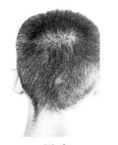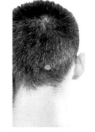

风府　　　　　风池

图 8-25　后头痛点按头部穴位

（3）点按手腕部的养老穴、腘窝部的委中穴、足部的太冲穴各30次（图8-26）。

（4）一手五指自然分开，用指腹敲击头后部15~30次。

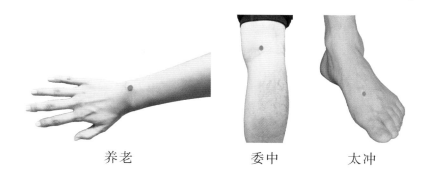

养老　　　　委中　　　　太冲

图8-26　后头痛点按手足穴位

（七）失眠

【病因病症】见第二章第三节。

【推拿方法】

（1）点按头颈部的安眠穴各40次，手腕部的内关穴、神门穴各30次（图8-27）。

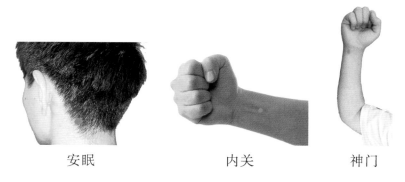

安眠　　　　内关　　　　神门

图8-27　失眠点按头颈部穴位

（2）点按足三里、三阴交、太冲、阳陵泉穴各30次（图8-28）。

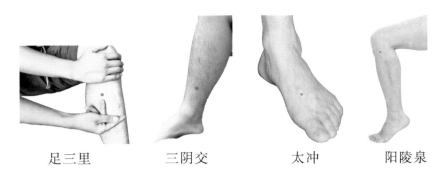

足三里　　　　三阴交　　　　太冲　　　　阳陵泉

图 8-28　失眠点按腿足穴位

（3）由家人帮助，用一手的食、中、无名三指，指间距约 2 厘米，中指放于脊柱正中，从上向下轻推背三线 10 次。

（4）两手五指自然分开，每指相距 1 厘米左右，从上向下梳理头后部 30 次。

（5）用右手掌心对左足心，同样再用左手心对右足心，顺时针揉搓各 100 次。

（八）胸胁疼痛

【病因病症】中老年人运动量越来越小，坐的时间远比活动的时间长，加上本身的阳气处于衰减状态，因此，全身的气机也常常不太畅通，常因为某一个动作而突然出现岔气，而岔气最易发生的部位就是胸胁部。除此之外，还可能由某些外伤导致胸胁疼痛，这种疼痛并不剧烈但却缠绵难愈，患者总感觉有什么东西堵在了胸胁部，但找不到好的解决办法。

【推拿方法】

（1）用手指揉胸部的膻中、期门、章门穴，腹部的气海穴，下肢部的阳陵泉、悬钟、太冲穴各 30 次（图 8-29）。

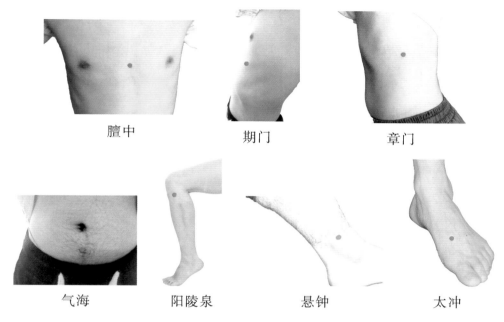

膻中　　　　　　　期门　　　　　　　章门

气海　　　　阳陵泉　　　　悬钟　　　　太冲

图 8-29　胸胁疼痛指揉穴位

（2）两手五指分开，顺肋间隙由后上向前下方进行疏理 30 次。

（3）俯卧位，请家人在背部的肝俞穴和体侧部的章门穴处拔罐。

（4）疼痛处尚可用艾条温和灸，并轻轻摸揉至疼痛缓解。

在进行上述治疗前，一定先要排除骨折或内脏器官的病变。

（九）腿足抽筋

【病因病症】中老年人常出现的腿足抽筋又叫肌肉痉挛，除了缺钙的原因之外，常常还有受凉或血虚的缘故，因此，除了适当地补钙外，用经穴推拿治疗的方法也能有效解决这个问题。

【推拿方法】

（1）当小腿后部肌肉或足底部肌肉突然痉挛时，自己用手或请家人帮助将前足掌部用力向头部方向扳抵，痉挛可以立刻缓解。

（2）痉挛缓解后,可用手指点按腿部的血海、阳陵泉穴各 30 次（图 8-30）。如为脚底肌肉痉挛,可点按涌泉穴,揉推足内侧部（足弓下部肌肉）。

（3）用手掌合力揉捏痉挛部肌肉 3 分钟,敲击 3 分钟。

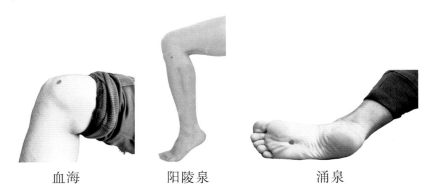

血海　　　　　　　阳陵泉　　　　　　　涌泉

图 8-30　腿足抽筋点按穴位

（十）肩周炎

【**病因病症**】见第二章第三节。

【**推拿方法**】肩周炎患者应当及时上医院就诊,以便及时改善病情。同时,如果再加上自己适当的治疗和锻炼,一定可以加快康复。

（1）用手指点按肩部的肩髃穴 30 次,再将拇指放于肩前的凹陷处,食指放于肩后的凹陷处进行对向挤压 30 次（图 8-31）。

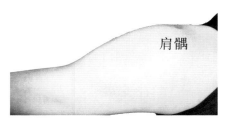

肩髃

图 8-31　肩周炎点按肩部穴位

（2）揉捏肩部肌肉 5 分钟。

（3）点按曲池、外关、养老穴各 30 次（图 8-32）。

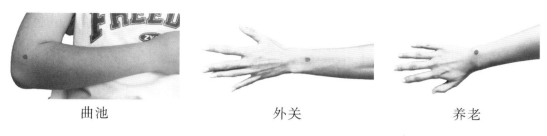

| 曲池 | 外关 | 养老 |

图 8-32　肩周炎点按手臂穴位

（4）请家人帮助点按肩井、天宗穴，肩颈交界处各 30 次（图 8-33）。

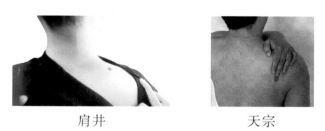

| 肩井 | 天宗 |

图 8-33　肩周炎点按后肩部穴位

（5）用艾条温灸肩髃穴和最痛的部位各 10 分钟。

（6）请家人帮助活动疼痛的肩部，动作包括前伸、上举、外展、后伸 5~10 分钟。

（7）活动结束后，请家人帮忙敲打肩臂部肌肉 2 分钟，搓手臂 2 分钟。

（8）辅助功能锻炼方法如下。

1）正面手指爬墙：面对平整的墙壁或门板站立，脚尖与墙壁的距离为 15~20 厘米，抬起痛手与腰齐平，将手掌贴于墙面，手指不断屈伸做爬行状，带动手掌、手臂向上爬升，直到肩部开始出现较强的疼痛感时再停止爬升。此时不可立即将手臂放下，要在原位置坚持 3 分钟，待疼痛缓解后，再沿墙壁缓缓放下。

2）侧身手指爬墙：将身体侧面正对墙壁，足外侧沿与墙的距离为 15~20 厘米，仍做手指爬墙动作，动作要领与上一步骤相同。

3）后伸运动：背对有靠背的椅子正面，两足分开，立于椅前，痛手后伸，抓住椅背（尽量不要转身），双腿下蹲下坐，直至肩部感到较强的疼痛时停止下坐，坚持 5 秒钟后再起立，重复刚才的动作20~30 次。

4）背手运动：痛手向后背屈曲，用纱巾或长毛巾绑住痛手的前臂或用手抓住纱巾，再以正常手握住纱巾另一端，向下拉伸。背于身后的手臂随即向上吊起，直至疼痛比较强烈后再停止，停留 3~5分钟后，再缓缓放下。

5）摸耳运动：用痛手越过头顶部摸另一侧的耳朵（做时，头部尽量处于正立位不可向痛侧偏斜）15~20 次。

6）梳头运动：痛手握梳子，从前向后梳理对侧头部，向后时手指尽量触及对侧耳部。

7）绕肩运动：手臂屈曲，手指触及肩部，以肩部为中心点，由前向后，再由后向前做旋转运动，运动时要能感觉每个方向的运动都出现疼痛，才能说明运动范围达到要求。

8）放松运动：每做完一个运动都应该对肩臂进行放松性的揉捏、敲打。休息 3~5 分钟后，再继续下一个动作。

（十一）急性腰扭伤

【病因病症】因为姿势不正确或用力不当引起的急性腰扭伤，发作很急，疼痛很严重。

【推拿方法】如果遇到就医不方便的情况,通过经穴推拿治疗可起到一定的缓解作用。

(1)先掐按人中穴,手部的腰痛点及外劳宫、中泉穴各 60 次(图 8-34)。

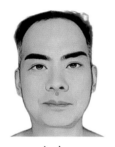
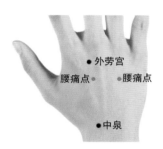

人中　　　　　　腰痛点及外劳宫、中泉

图 8-34　急性腰扭伤掐按穴位

(2)在室内有床的情况下,可令伤者俯卧,用手掌大鱼际揉腰部 3 分钟,推揉背三线各 3 次。

(3)分别找到最痛点、肾俞穴、腰阳关穴和腿部的委中穴(图 8-35),并点压该点 60 次。

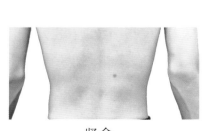
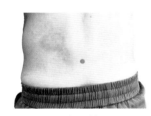
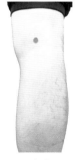

肾俞　　　　　　腰阳关　　　　　委中

图 8-35　急性腰扭伤点压穴位

(4)再用大鱼际揉理背三线各 3 次。

(5)用空心掌敲打腰部 20 次。

（十二）踝关节急性扭伤

【病因病症】在不平整的路面或上下楼梯不小心时,会造成踝关节的急性扭伤。伤者疼痛剧烈,难以行走。如果初期处理得当,就为之后的康复打下了良好的基础,可以缩短恢复时间;反过来,如果处理不正确,以后的恢复时间会延长,而且恢复起来较困难。

【推拿方法】

（1）初期（48 小时以内）要注意不可用热水敷脚,不可暴力按摩。有条件就要上医院进行正规治疗。

1）首先要冷敷处理:用冷水浸透毛巾,若能找到冰块,就用毛巾把冰块包好,用较平整的一面放置于扭伤部位,一手稍加力压住,过几分钟再换一面,或重新用冷水浸湿,拧干后再敷。

2）坐位时,伤肢应抬高平放,不宜下垂。

3）揉按足三里、阳陵泉穴各 30 次,再将四指并拢,沿这两个穴位向下平推至足尖（注意推到伤处时不要用力）。

（2）48 小时之后,可用活血的药酒推拿。

1）推拿并揉按足三里、阳陵泉、太溪穴,以及阿是穴（即疼痛点）各 30 次（图 8-36）。

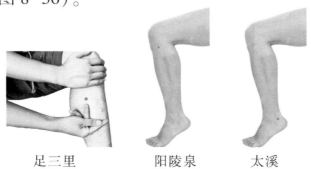

足三里　　　阳陵泉　　　太溪

图 8-36　踝关节急性扭伤揉按穴位

2）一手握住踝关节,一手握住前足掌,做踝关节各方向的运动,活动范围不宜过大。

（十三）落枕

【病因病症】见第一章第三节。

【推拿方法】

（1）用大鱼际或小鱼际从上往下、从内到外,揉一揉僵硬的肌肉 15~20 次。

（2）点揉手部的落枕穴,耳后面的完骨穴,颈后部的风池、风府穴（图 8-37）,各 30 次。

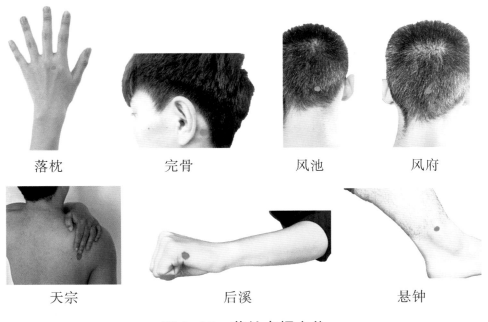

落枕　　　　　完骨　　　　　风池　　　　　风府

天宗　　　　　后溪　　　　　悬钟

图 8-37　落枕点揉穴位

（3）再从上向下、由内向外地揉捏颈部和肩部的肌肉 15~20 次。

（4）请家人点按后背部的天宗穴（图 8-37）30~60 次,同时,自已缓慢地上下、左右转动头部,每次都尽量忍住疼痛,达到颈部可达到的最大活动限度。

(5)请家人帮忙点按两手的后溪穴和两腿的悬钟穴(图8-37)30~60次,同时,自己缓慢地上下、左右转动头部。每次都尽量忍住疼痛,达到颈部可达到的最大活动限度。

(6)最后再用手掌侧面敲击肩颈各部的肌肉作为放松运动。

二、养生保健

(一)缓解晕车晕船

晕车晕船的经历很不舒服,适当的经穴推拿可以缓解头晕和恶心。

【推拿方法】

(1)乘车(船)之前的饮食不能太油腻。有条件的,饭后2小时后再乘车(船);如果时间不允许,应吃少量清淡食物,随身带上一点酸话梅、陈皮之类的小食品,或新鲜橘皮,如有不舒服的感觉,可将话梅或陈皮放入口中慢慢含化,或嗅闻新鲜橘皮。

(2)已经出现头晕、恶心的人,可以点按双侧合谷、内关穴各3分钟(图8-38)。

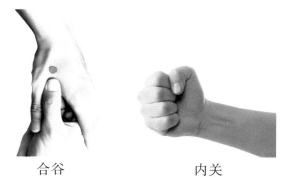

合谷　　　　　　内关

图8-38　缓解晕车晕船点按穴位

（二）滋润双目

眼睛需要血液的供养才能看得见事物,要有足够液体的润滑才能正常运动,如果常常长时间盯着屏幕、文件资料或账本,不但会耗伤血液,还会耗损对眼球起润滑作用的液体,导致眼睛干涩、胀痛、视物模糊等。

【推拿方法】

（1）将手绢或毛巾用凉水打湿稍拧干（若能在冰箱冷藏10分钟更好）,闭眼将湿毛巾敷于眼上5分钟。

（2）闭眼,点按八卦、攒竹、四白、太阳穴各30次（图8-39）。

（3）将两手掌搓热后,敷于眼部,同时,闭眼做眼球的上下、左右及旋转运动,每个方向10次。

（4）再按揉头颈后部的风池穴60次（图8-39）。

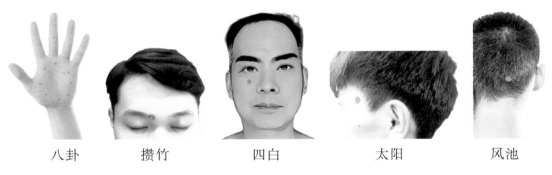

八卦　　　攒竹　　　四白　　　太阳　　　风池

图8-39　滋润双目按揉穴位

（三）缓解腰部疲劳

久坐可能会引起腰部疲劳不适,控制好坐姿及坐的时间,并进行以下运动和推拿操作,可以缓解腰部疲劳。

【推拿方法】

（1）起身离开坐椅，双脚站立与肩同宽，做腰部前屈、侧弯、后仰，各 20 次。

（2）两手按压腰背部肾俞、腰眼穴各 20 次（图 8-40）。

（3）用两手掌擦腰骶部至皮肤微发热。

（4）两手握空心拳，敲击腰背部，从上至下 20 次。

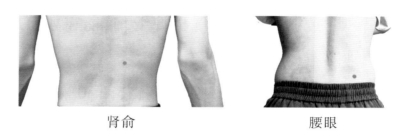

肾俞 　　　　　　　　　　 腰眼

图 8-40　缓解腰部疲劳按压穴位

（四）经络养生推拿

经络养生推拿的功效是舒筋通络、理气行血、提高代谢等，对于气血运行不畅和经络淤堵等都有非常好的作用。在做经络养生推拿时，最好选择正规医院的中医门诊，还需要选择经验丰富的医生来操作。

1. 舒筋通络

经络养生推拿属于一种比较常见的理疗方法，在推拿过程中可以达到舒筋通络的作用，对于跌打扭伤或经络运行异常引起的淤堵都有非常好的效果。经络养生推拿可以起到缓解局部肿胀和疼痛的作用。

2.理气行血

经络养生推拿的临床用途比较广泛,在做治疗时还可以达到理气行血的功效,对于气血瘀滞引起的胸部闷胀和呼吸急促,以及局部肿胀和手脚冰凉等都有非常好的作用。在做经穴推拿之前,还需要将皮肤擦拭干净,然后使用一些植物精油再进行推拿治疗,可以减少皮肤损伤和调理身体。

3.提高代谢

不良饮食习惯和生活习惯有可能影响正常的身体代谢,还会导致体内毒素堆积或身体乏力等症状,经穴推拿可明显改善上述症状。

请把推拿的情况记录下来吧(表8-2)!

表 8-2　推拿记录及评价

日期								
方式								
部位								
推拿时长								
推拿反应								
健康改善情况								

(彭晓松)

参考文献

[1]陈志敏,樊兆明.实用刮痧疗法[M].北京:金盾出版社,2001.

[2]陈红.图解拔罐刮痧针灸足疗治百病[M].北京:中国妇女出版社,2010.

[3]刘丽,郭萌萌.图解简易刮痧疗法[M].北京:化学工业出版社,2010.

[4]张秀勤.张秀勤极简刮痧[M].北京:北京出版社,2006.

[5]刘家瑞.刮痧保健一学就会[M].福州:福建科学技术出版社,2011.

[6]杨秀岩.零基础学刮痧[M].北京:中国纺织出版社,2018.

[7]张新成.健康养生从刮痧开始:中医特色刮痧排毒给养疗法[M].沈阳:辽宁科学技术出版社,2012.

[8]吴中朝.刮痧排毒去病根[M].北京:化学工业出版社,2016.

[9]九峰.刮痧拔罐针灸祛百病[M].乌鲁木齐:新疆人民出版总社 新疆科学技术出版社,2015.

［10］郑书敏,孙平.图解刮痧消百病一学就会［M］.南京:江苏凤凰科学技术出版社,2019.

［11］马治国,苟红.刮痧学用一本通［M］.北京:人民军医出版社,2012.

［12］易传时.手法自疗养生大全［M］.广州:广东人民出版社,2009.

［13］慈艳丽.刮痧拔罐针灸全书［M］.乌鲁木齐:新疆科学技术出版社,2015.

［14］《国医绝学一日通系列丛书》编委会.按摩、刮痧、拔罐治"三高"［M］.北京:中国工商出版社,2009.

［15］《国医绝学一日通系列丛书》编委会.刮痧·拔罐·针灸一招灵［M］.北京:中国工商出版社,2010.

［16］时素华.按摩艾灸刮痧拔罐敷贴良方图解［M］.广州:广东科技出版社,2015.

［17］陈江华,杨克新.图解刮痧拔罐祛百病［M］.北京:人民军医出版社,2009.

［18］周建党.刮痧疗法保健大全［M］.石家庄:河北科学技术出版社,2007.